dtv

Ginkgo biloba ist nicht nur eine alte und neue Arzneipflanze, sondern auch eine botanische Rarität. Als Überlebenskünstler trotzt dieses »lebende Fossil« Feuer, Blitzschlag, Taifunen, Luftverschmutzung und sogar radioaktiver Strahlung. Es spielte eine wichtige Rolle in der asiatischen Volksmedizin und in der Traditionellen Chinesischen Medizin. Heute macht man sich die Heilkraft des Ginkgos in der Homöopathie und in der modernen Phytotherapie zunutze. Bei Durchblutungsstörungen und dadurch hervorgerufenen Beschwerden wie Gedächtnisschwäche, Konzentrationsschwierigkeiten und Schmerzen in den Beinen können Ginkgo-Präparate helfen. Auch in der Schönheitspflege macht man sich die Kraft der Heilpflanze zunutze.

Dr. Gertrud Scherf studierte Lehramt für Volksschulen und anschließend Biologiedidaktik. Sie war als Akademische Rätin in München am Institut für die Didaktik der Biologie tätig. Seit 1990 arbeitet sie als freie Autorin. Fachpublikationen und ›Wörterbuch Biologie‹ (dtv 32500).

Gertrud Scherf

Die Kraft der Heilpflanzen
Ginkgo

Deutscher Taschenbuch Verlag

Von Gertrud Scherf ist im Deutschen Taschenbuch Verlag erschienen:
Wörterbuch Biologie dtv 32500

Wichtiger Hinweis

Die hier genannten Ratschläge und Therapie-Empfehlungen wurden von der Autorin aufgrund eigener Recherchen und Erfahrungen mit größter Sorgfalt ausgewählt. Für eventuelle gesundheitliche Schäden haftet dennoch weder die Autorin noch der Verlag. Im Zweifelsfall, zum Beispiel bei unklarer Diagnose oder ausbleibendem therapeutischem Erfolg, wenden Sie sich bitte an eine erfahrene Fachkraft.

Originalausgabe
Januar 1998

Umschlaggestaltung: Christine Zillich
Umschlagfoto: © Thilo Härdtlein
Satz und Gestaltung: Hartmut Czauderna,
Gräfelfing auf Apple Macintoch, QuarkXPress
Gesetzt aus der 10,2/13˙ Stempel Garamond
Druck und Bindung: C. H. Beck'sche Buchdruckerei,
Nördlingen
Gedruckt auf säurefreiem, chlorfrei gebleichtem Papier
Printed in Germany · ISBN 3-423-36069-0

Inhalt

Vorwort 7

Namen sind nicht Schall und Rauch 9

1. Ein besonderer Baum 11
   Lebendes Fossil 11
   Botanische Rarität 13
   Überlebenskünstler 17

2. Geschätzt und verehrt 19
   Tempelbaum im fernen Osten 19
   Exote in Europa 21
   Gegenstand in Dichtung... 23
   ... und dekorativer Kunst 26

3. Freude am ganzen lebenden Baum 28
   Straßenbaum 28
   Park- und Gartenbaum 29
   Bonsai-Ginkgo 31

4. Von den Samen bis zu den Blättern 33
   »Ginkgonüsse« als Delikatesse 33
   Ginkgoblättertee 35

5. Ginkgoblätter in der Schönheitspflege 36
   Kosmetikprodukte mit Ginkgoblattextrakten 36
   Pflege von Haut und Haaren mit Ginkgoblättern 37

6. Alte und neue Heilpflanze 43
   In der Traditionellen Chinesischen Medizin (TCM) 43
   In der Homöopathie 45
   In der Volksmedizin 51

In der neuen europäischen Pflanzenheilkunde 54
Ginkgoextrakt – ein modernes Pflanzenheilmittel 57

7. Ginkgoextrakt verbessert die Durchblutung 63
Durchblutung – Grundlage der Lebensvorgänge im Körper 63
Wie kann es zu Durchblutungsstörungen kommen? 65
Wie kann sich eine verminderte Durchblutung äußern? . 68
Ginkgoextrakt – wirksam und verträglich 70
Selbstbehandlung mit Ginkgoextrakt-Präparaten 74
Einnahme von Ginkgoextrakt – Teil eines umfassenden Gesundheitskonzepts 77

8. Ginkgoextrakt als Helfer gegen Beschwerden 85
Gedächtnisstörungen und Konzentrationsstörungen 86
Depressive Verstimmung als Begleiterscheinung von Hirnleistungsstörungen 94
Kopfschmerzen 98
Ohrgeräusche (Tinnitus) 103
Schwindel 107
Gehschmerzen bei peripherer arterieller Verschlußkrankheit (pAVK) 114
Kann Ginkgo noch mehr? 121

Über den Nutzen hinaus 123

Anhang 124
Verwendete Literatur 124
Bücher und Broschüren zum Weiterlesen 126
Nützliche Adressen 126
Kosmetische Präparate 127
Fertigteemischungen 128
Lösungen der Gehirntrainingsaufgaben von S. 92 128

Vorwort

Vor fast 300 Millionen Jahren gab es die ersten Ginkgobäume auf der Erde. Vor etwa 300 Jahren kam die Kunde von der letzten überlebenden Art – Ginkgo biloba – aus Japan nach Europa. Und vor ungefähr 30 Jahren tauchte Ginkgo in der modernen Pflanzenheilkunde auf.

Ginkgo hilft bei Gefäßverengungen und dadurch hervorgerufenen Durchblutungsstörungen. Die daraus entstehenden Beschwerden wie Nachlassen der geistigen Leistungsfähigkeit, Schmerzen in den Beinen beim Gehen, Schwindel, Ohrensausen betreffen in erster Linie ältere Menschen. Aber auch Jüngere können von Symptomen wie Ohrensausen oder Schwindel betroffen sein. Jung und Alt kann die Heilpflanze also nützen.

Einmal von seiner heilenden und unterstützenden Funktion abgesehen, besitzt Ginkgo aber noch andere Seiten. In dieser Pflanze spiegelt sich ein Stück Erdgeschichte wider, und ihre Bedeutung ist auch in der Kulturgeschichte, in Religion und Volksglaube, in Dichtung und Kunst und im praktischen Leben sichtbar.

Für wichtige fachliche Informationen und Hinweise danke ich Dr. med. Laurentiu Dumitrescu, Dr. med. Anton Radlspeck und Apotheker Friedrich Zeindl.

Galgweis, im Sommer 1997 Gertrud Scherf

Namen sind nicht Schall und Rauch

Ginkgo – ein schöner fremdartiger Klang und eine merkwürdige Schreibweise, der Name einer faszinierenden Pflanze. Ginkgo ist aus dem Wort *ginkyo* (Silberaprikose) entstanden, mit dem der Baum im Japan des 18. Jahrhunderts wegen seiner an Aprikosen erinnernden reifen Samenanlagen bezeichnet wurde.

Pflanzennamen erzählen uns etwas über die betreffende Pflanze: Sie sind oft Hinweise auf Merkmale, die die Menschen besonders beeindruckt haben, oder Nutzen, die sie ihnen brachte. So kommt es auch, daß Pflanzen oftmals mehrere Namen haben. Beim Ginkgo hat Namengeber und Bewunderer stets die eigenartige und altertümliche Blattform fasziniert. Und so lautet der offizielle lateinische Name für die letzte, bis heute überlebende Art einer einst artenreichen Gruppe *Ginkgo biloba* (zweilappig). Die Fußform eines häufigen Nutztiers, an die man sich beim Anblick des Blatts erinnert fühlen mag, stand Pate für den heute in Japan gebräuchlichen Namen *icho* (*Entenfuß*). Ebenfalls von einem Tier entlehnt ist der Name *Elefantenohrbaum*. Das Aufspringen des Blatts aus einem schmalen Stiel heraus ließ deutsche Namengeber auf den Namen *Fächerblattbaum* kommen. Das englische Wort *Maidenhairtree*, und entsprechend das deutsche – *Frauenhaarbaum* – entstand wegen der Ähnlichkeit der Blätter mit denen des Frauenhaarfarns und der Gedankenverbindung zu dichten glatten Haaren.

Großvater-Enkel-Baum wird der Ginkgo genannt, weil er erst nach Jahrzehnten Blüten und Samen bildet, so daß erst der Enkel des Pflanzenden ernten kann. Der unangenehme Geruch der reifen Samen wiederum inspirierte zum chinesischen Namen *Yin-hsing* (= ranzig).

Der Name *Fächertanne* spielt darauf an, daß Ginkgo entgegen dem äußeren Schein näher mit den Nadelbäumen verwandt ist als mit den Laubbäumen.

Weil Japanreisende besonders alte, eindrucksvolle und sagenumwobene Ginkgos vor allem bei Tempelanlagen antrafen, entstand im Deutschen der Name *Tempelbaum*.

Vierzig-Taler-Baum (aus dem französischen *l'arbre aux quarante écus*) erzählt, daß der Baum nach seiner Einführung in Europa vor mehr als 250 Jahren besonders kostbar und teuer war, da man zunächst das Geheimnis seiner Vermehrung nicht kannte.

Goethebaum erinnert daran, daß Goethe der Symbolik des Ginkgoblatts nachspürte und ihm ein Gedicht widmete.

Kein Name erzählt uns jedoch von den Wohltaten des Baums, etwa über die Verwendung der Ginkgosamen als Naschwerk und als Arznei in der chinesischen Medizin. In Europa begann erst vor etwa 30 Jahren eine Entwicklung, die den Baum über den Kreis von kulturgeschichtlich und botanisch Interessierten hinaus bekannt machte – die Entdeckung der Heilkräfte in den Blättern. Inzwischen ist Ginkgo zu einem wichtigen Arzneimittel in der modernen Pflanzenheilkunde geworden. Vielleicht entsteht aus dieser neuen Rolle eines Tages ein weiterer Name für diese altehrwürdige Pflanze.

1. Ein besonderer Baum

Lebendes Fossil

Als der Japanreisende Engelbert Kaempfer im Februar 1691 als wahrscheinlich erster Europäer einen Ginkgobaum erblickte, wußte er nicht, welch interessante Entdeckung er gemacht hatte, und daß die Pflanzenart die letzte überlebende einer einst weltweit verbreiteten Gruppe war.

Die Entwicklung von Ginkgo auf der Erde begann vor etwa 280 Millionen Jahren. Zu dieser Zeit, dem Übergang vom Perm ins Karbon, bedeckten Steinkohlenwälder mit riesigen Schuppen- und Siegelbäumen, mit großen Schachtelhalmen und Farnen weite Teile der Erde. Verschiedenste Amphibien bevölkerten das Land, und es gab auch schon erste Kriechtiere. Ungefähr 100 Millionen Jahre später, im Jurazeitalter, setzte dann für Ginkgo die Zeit seiner größten Entfaltung ein. Die Ginkgogewächse kamen jetzt in vielen verschiedenen Arten mit Varianten in der Blatt- und Blütenform vor. Sie waren weltweit verbreitet, so wie jetzt die Nadel- und Laubbäume. Auch die heute als einzige noch existierende Art *Ginkgo biloba* gab es damals bereits. Zeitgenossen der Ginkgobäume waren die teilweise riesigen Dinosaurier, die die Erde bis vor etwa 70 Millionen Jahren beherrschten und die gegen Ende der Kreidezeit ausstarben. Auch die Ginkgogewächse hatten zu dieser Zeit den Höhepunkt ihrer Entwicklung überschritten. Sie wurden von anderen Samenpflanzen, insbesondere den Laubbäumen, immer mehr verdrängt. Ginkgo verschwand auch aus Europa und dem Gebiet Deutschlands, kam allerdings sogar noch kurz vor Beginn der Eiszeit in der Gegend um Frankfurt am Main vor. Er zog sich nach Ostasien zurück, wo er offenbar auf einem relativ kleinen

Areal günstigere Überlebensbedingungen fand. Man nimmt an, daß heute nur noch in einigen Gebieten Südostchinas, etwa in den Provinzen Anhui und Zhejiang, Ginkgo als Wildpflanze vorkommt. Einige Forscher bezweifeln sogar, daß diese Bestände echte Wildvorkommen sind, und vertreten die Auffassung, daß Ginkgo nur als Kulturform überlebt hat.

Als es vor etwa 2 Millionen Jahren die ersten Menschen gab, waren Ausbreitung, große Entfaltung und weitgehend auch Rückzug von Ginkgo schon vorbei. Obwohl es somit weder mündliche noch schriftliche Überlieferungen über die Pflanze geben kann, wissen wir trotzdem recht gut über die Rolle des Baums in der Erdgeschichte Bescheid. Mitteilungen darüber stammen von versteinerten Ginkgoresten, sogenannten *Fossilien*, die man gefunden hat. Fossilien sind Überreste von Pflanzen oder Tieren früherer Epochen der Erdgeschichte. Da die Forscher inzwischen schon ziemlich viele Fossilien gefunden haben, weiß man heute recht genau, wie die Tier- und Pflanzenwelt längst vergangener Zeiten ausgesehen hat. So wissen wir, daß der Urvogel *Archaeopteryx*, von dem im Fränkischen Jura mehrere fossile Exemplare gefunden wurden, noch Merkmale von Kriechtieren, aber auch schon Vogelmerkmale hatte. Auch von Ginkgo wurden seit Beginn des 19. Jahrhunderts immer wieder Fossilien in verschiedenen Teilen der Erde gefunden. Sie zeigen unter anderem auch, daß es bereits vor 170 Millionen Jahren Ginkgos gegeben hat, die aussahen wie die heutigen. Gabelnervige Blätter waren »Mode« bei den damals lebenden Pflanzen. Die Entwicklung ist dann aber weitergegangen und hat Nadelbäume mit Nadelblättern und Laubbäume mit Laubblättern hervorgebracht. Pflanzen mit gabelnervigen Blättern sind nach und nach ausgestorben. Ginkgo jedoch hat überdauert und zeigt unbeirrt noch die alten Merkmale – alten Leuten vergleichbar, die die Mode vergangener Zeiten tragen. Der Fächerblattbaum ist ein »lebendes Fossil«, das aus einer längst vergangenen Zeit in unsere Gegenwart hineinragt.

Botanische Rarität

Weder Laub- noch Nadelbaum

Mit seinen flach ausgebreiteten fächerförmigen Blättern könnte man den Ginkgo zunächst für einen Laubbaum halten, ihn also in die Gruppe von Bäumen wie Eiche, Linde, Ahorn oder Rotbuche stellen. Dort gehört er jedoch nicht hin, denn obwohl er keine Nadelblätter hat, ist er mit unseren Nadelbäumen wie Fichte und Tanne viel näher verwandt. Auch seine Samenanlagen sind frei – die Nadelbäume und Ginkgo gehören botanisch zur Gruppe der Nacktsamer (*Gymnospermae*) –, während die Laubbäume zusammen mit sehr vielen krautigen Pflanzen ihre Samenanlagen von einem Fruchtknoten umschlossen haben und Bedecktsamer (*Angiospermae*) sind. Die immergrünen Nadelbäume behalten ihre Nadeln über viele Jahre. Der Wechsel findet stetig statt und ist daher wenig spektakulär. Ginkgo dagegen benimmt sich wie ein Laubbaum: Er wirft alle Blätter zu Beginn der kalten Jahreszeit ab, und kurz vorher tauscht er sein grünes Kleid in ein hellgelb leuchtendes um. Diese Herbstfärbung – bei anderen sommergrünen Arten kann sie Rot-, Braun-, Violett- und andere Töne hervorbringen – entsteht, wenn der sparsam wirtschaftende Baum sein Blattgrün (Chlorophyll) aus den Blättern zurückholt, ehe er diese abwirft. Mit Hilfe des Blattgrüns, das während des Sommers die anderen Blattfarbstoffe überdeckt, baut der Baum im Sonnenlicht Nährstoffe auf.

Bis auf diese Parallele unterscheiden sich die Ginkgoblätter bei genauerer Betrachtung allerdings beträchtlich von den Laubbaumblättern: Ihre Leitungsbahnen (»Nerven« oder »Adern« genannt) sind gabelig verzweigt, während die Blätter der Laubbäume eine Mittelrippe haben und netznervig sind, was etwa bei einem Eichenblatt gut zu sehen ist. Die an einem Stiel sitzenden Ginkgoblätter sind bei jungen Bäumen tiefgrün und einmal (bisweilen auch mehrmals) tief eingeschnitten – ein deutliches

Merkmal, das den zweiten Teil des lateinischen Namen *biloba* (= zweilappig) begründete. Ältere Bäume haben oftmals graugrüne fächerförmige Blätter ohne Einschnitte. An Kurztrieben stehen die Blätter zu mehreren gebüschelt, sonst sind sie an Langtrieben wechselständig angeordnet, das heißt, sie stehen in einer spiraligen Linie um den Zweig herum. Der Baum ist auffallend weit nach unten belaubt.

Eine Besonderheit vieler mehrhundertjähriger Ginkgos sind Auswüchse am Stamm oder an dicken Seitenästen. Sie wachsen hinunter zum Erdboden, wo sie Wurzeln treiben können. Diese Auswüchse heißen *Chichi*, was auf japanisch soviel wie Mutterbrust bedeutet. Von diesen Chichi wird später noch die Rede sein.

»Männchen« und »Weibchen«

Ginkgo gehört zur Abteilung mit den höchstentwickelten Lebewesen im Pflanzenreich, den Blüten- oder Samenpflanzen (*Spermatophyten*). Diese haben, anders als beispielsweise die Moose und Farne, Blüten als Fortpflanzungsorgane. Betrachten wir zunächst die Blüte des Kirschbaums, eines anderen Vertreters der Blütenpflanzen: Außen steht umschlossen von einem grünen Kelch ein Kranz von weißen Blütenblättern, innen finden wir Staubblätter als männliche Fortpflanzungsorgane und den Stempel als weibliches Fortpflanzungsorgan. Auch Rosen, Tulpen, Veilchen, überhaupt die meisten Blütenpflanzen, haben solche Zwitterblüten. Einige Arten dagegen, etwa der Haselstrauch und die Nadelbäume, zeigen auf ein und derselben Pflanze sowohl männliche als auch weibliche Blüten. Ginkgo gehört zu den Blütenpflanzen, die männliche und weibliche Individuen ausgebildet haben, so wie das bei den meisten Tieren – auch beim Menschen – die Regel ist. Biologen sprechen in einem solchen Fall von Zweihäusigkeit (Diöcie), weil männliche und weibliche Fortpflanzungsorgane sich nicht in einem Individuum befinden, es also zwei Typen gibt – Männchen und Weibchen. Zweihäusige Blütenpflanzen sind selten; weitere Beispiele neben dem Ginkgo sind Weiden, Hopfen und Große Brennnessel.

Die männlichen Ginkgobäume haben gelbe, kätzchenförmige Blüten mit vielen Staubblättern, in denen sich der Blütenstaub oder Pollen bildet. Eine weibliche Ginkgoblüte besteht aus meist zwei (manchmal auch mehreren) grünen Samenanlagen am Ende eines Stiels. In der Samenanlage liegt geschützt die Eizelle. Mit ihrer kelchartigen Verdickung am Grund erinnern die unreifen Samenanlagen an Eicheln. Sowohl die männlichen als auch die weiblichen Blüten wirken recht bescheiden und einfach, wenn man sie etwa mit den prächtigen Obstbaumblüten vergleicht. Anders als diese brauchen sie keine Insekten anzulocken – das hat Ginkgo nicht nötig, denn sein Pollen wird vom Wind übertragen.

Ginkgo blüht in Europa und Amerika im Mai – allerdings dauert es 20 bis 30 Jahre, ehe ein Ginkgo erstmals Blüten ansetzt. Das Geschlecht eines blütenlosen Baums zu erkennen ist schwierig, aber es gibt Versuche: Die »Männchen« sind eher schlank, bei den »Weibchen« geht die Krone mehr in die Breite. Auch sollen die Blattknospen bei männlichen Bäumen dicker und länger als bei weiblichen sein.

»Ginkgonüsse«

Sie haben eine harte Schale und einen weichen Kern und sehen aus wie Nüsse. Man kann sie rösten und essen, wovon später noch die Rede sein wird. Ist Ginkgo also ein Nußbaum? Um herauszufinden, was »Ginkgonüsse« sind, müssen wir dem Pollenkorn auf seiner Reise durch die Luft folgen. Seine Chancen, zu einer weiblichen Blüte zu gelangen, stehen schlecht. Selbst wenn ein blühender weiblicher Baum in der Nähe sein sollte, ist es dem Zufall überlassen, ob der Pollen vom Wind wirklich zu einer der weiblichen Blüten getragen wird und er nicht vorher in einer Pfütze, auf der Straße oder einem Acker landet. Nehmen wir an, das Männchen hat Glück, und ein Teil seiner unvorstellbar vielen Pollenkörner landet auf den Samenanlagen eines weiblichen Ginkgobaums. Durch eine Öffnung gelangt der Pollen ins Innere der Samenanlage, und dort liegt er dann zunächst einmal. Erst nach einer Ruhepause entläßt er begeißelte Geschlechtszellen (bei Pflanzen *Spermatozoide* genannt). Diese Spermatozoide sind wieder eine Besonderheit von Ginkgo, denn außer ihm haben unter den Samenpflanzen nur noch die tropischen Palmfarne (*Cycadeen*) männliche Geschlechtszellen mit Geißeln, die eine aktive Fortbewegung zur Eizelle hin möglich machen. Ein Spermatozoid befruchtet die Eizelle. Zwischen Bestäubung und Befruchtung liegen mehrere Monate – wieder eine Ginkgospezialität. Die Samenanlage wächst im Laufe des Sommers und Herbstes und reift zu einem pflaumenartigen Gebilde heran, das aber keine Frucht – Ginkgo ist ein Nacktsamer –, sondern ein Samen ist. Aus der Schale der Samenanlage hat sich eine innere harte (*Sclerotesta*) und eine äußere dickfleischige gelbe Hülle (*Sarcotesta*) entwickelt, so daß der Samen aus weichem »Fruchtfleisch« und harter »Nuß« besteht. Diese »Ginkgonuß« ist aber keine echte Nuß – Nüsse sind Früchte – sondern sie ist der Teil des Samens, in dem die neue Pflanze, der Keimling, entsteht. Die gelbe Samenhülle wird im weiteren Reifeprozeß dunkelbraun; die Samen fallen dann zu Boden. Manchmal findet erst jetzt die Befruchtung der weiblichen Zelle durch die männliche im Inneren des Samens statt. Bald beginnt die fleischige Sarcotesta zu verwesen und verströmt wegen der in ihr enthaltenen Buttersäure einen unangenehm ranzigen oder fauligen Geruch. Passen die äußeren Bedingungen wie Temperatur und Feuchtigkeit, keimt der Samen aus, und es entwickelt sich ein neuer Ginkgobaum.

Überlebenskünstler

Weitgehend unverändert seit über 180 Millionen Jahre hat sich *Ginkgo biloba* bis in unsere Zeit hinein auf der Erde behauptet. Den Menschen gibt es dagegen erst seit etwa 2 Millionen Jahren, die Dinosaurier hatten »nur« etwa 130 Millionen Jahre geschafft, ehe sie am Ende der Kreidezeit vor ca. 70 Millionen Jahren ausstarben. Überdauern gehört augenscheinlich zur Natur von Ginkgo, was er auch noch anders beweist. Einzelne Bäume können sehr alt werden; es gibt berühmte Ginkgos, die über 1000 Jahre alt sind. In China soll es sogar mehrtausendjährige Bäume geben.

Die in Deutschland lebende japanische Künstlerin Atsuko Kato hat auf einer Reise durch Japan viele alte Ginkgos besucht. Einer in Oaza Tatsuyashiki auf der japanischen Insel Kyushu soll nach ihren Angaben sogar 1800 Jahre alt sein. Er ist 22 Meter hoch, sein Stamm hat einen Umfang von 9,7 Metern. Der Sage nach soll ihn ein Kriegsheld zur Erinnerung an seine Romanze mit einer Prinzessin gepflanzt haben.

Etliche der in Europa lebenden Ginkgos sind immerhin schon mehr als 200 Jahre alt. Alt werden kann nur jemand, der robust ist, und das ist der Fächerblattbaum!

Atsuko Kato berichtet auch von Ginkgos, die Blitzschlag und Feuer überstanden haben, etwa der auf 1500 Jahre geschätzte *Tsushima no oyagi* (= Baumveteran auf der Insel Tsushima) in Kin, dessen Stamm versengt und ausgehöhlt ist und der 1950 auch noch einen Taifun überlebt hat. Auf der Hauptinsel Honshu steht bei Kyoto der »Verkehrte Ginkgo«, der statt in die Höhe in die Breite wächst. Der Baum überstand 1617 und 1788 Feuerbrände, und die Inselbewohner erzählen sich immer noch, daß er beim Feuer von 1788 Wasser gesprüht habe.

Ginkgos sind als Straßen- und Parkbäume prägende Elemente des Stadtbildes von Tokyo. Viele von ihnen schlugen nach Bränden wieder neu aus. Der älteste und größte Baum Tokyos ist ein Ginkgo, der bereits 1229 gepflanzt worden sein soll. Er brannte 1945 beim Luftangriff auf die Stadt und galt jahrelang als tot. Eines Tages ist er dann wieder ergrünt und lebt seitdem weiter. Auch die Luftverschmutzung in der 12-Millionen-Metropole kann den Ginkgos nichts anhaben. Man hat sie deshalb inzwischen auch in amerikanischen und europäischen Großstädten als Stadtbäume gepflanzt, etwa in New York, Berlin und München.

Aufsehen erregten die Ginkgos von Hiroshima, die von der Atomexplosion schwer geschädigt waren, brannten, ausgehöhlt wurden, ihre Äste verloren, aber dennoch weiterlebten und neue Sprosse trieben. So sind sie zum Sinnbild der Hoffnung angesichts von Grauen und Zerstörung geworden, und es ist verständlich, daß ein Baum wie der beim Tempel Hosenbo in Teramachi, der ebenfalls vom atomaren Feuer ausgehöhlt wurde und weiterlebte, verehrt wird. Von ihm heißt es zudem, daß er den Tempel vor dem Feuer geschützt habe.

Der Ginkgo wird im Gegensatz zu vielen anderen Bäumen selten von Schädlingen heimgesucht. Einige seiner Inhaltsstoffe wirken wohl abwehrend auf Parasiten aus dem Tier- und Pflanzenreich ebenso wie auf angriffslustige Bakterien. Die Chinesen machten sich diese Eigenschaft zunutze und legten Ginkgoblätter zwischen Buchseiten zum Schutz vor Insektenfraß.

2. Geschätzt und verehrt

Tempelbaum im fernen Osten

Seit Jahrhunderten werden Ginkgobäume in China und Japan gepflanzt und auch verehrt. In der chinesischen Literatur findet sich erstmals im 10. und 11. Jahrhundert n. Chr. ein Hinweis auf Ginkgo. Möglicherweise wurde erst um diese Zeit der Baum in Japan eingeführt, vielleicht aber auch schon früher – manche Forscher gehen vom 6. Jahrhundert aus, was besser zu den oftmals weit über 1000 Jahre geschätzten Baumveteranen in Japan passen würde. Viele alte Ginkgos stehen in Japan in der Nähe von Tempeln und Heiligtümern. Häufig sind sie heute als Naturdenkmäler geschützt, aber auch offiziell nicht geschützte Ginkgobäume genießen Verehrung: wegen ihrer großen Lebenskraft und als Sitz von Baumgeistern, die helfen, wenn man sie gnädig stimmt.

Einige der Bäume, die Atsuko Kato in ihrem Bericht über Ginkgos in Japan erwähnt, verdienen in diesem Zusammenhang besondere Beachtung.

In Verbindung mit Naturgöttern

Manche alte Ginkgos stehen schützend über Schreinen von Naturgottheiten. So gibt es in Kuji im Nordosten der Insel Hondschu einen Schrein des Fuchsgottes Inari und in Fuchizawa im Bezirk eines ehemaligen Tempels einen Schrein des Drachengottes von Yashiro. Beide Schreine stehen unter einem mächtigen Ginkgo.

Wunderkräftige Chichi-Ginkgos

Im 1. Kapitel wurden die Chichi erwähnt, die Stammauswüchse alter Ginkgos. Weit verbreitet war früher der Glaube, daß Ginkgos mit vielen und mächtigen Chichi stillenden Müttern, die zuwenig Milch haben, helfen können. Einer dieser als wunderkräftig geltenden und verehrten Bäume steht in Shimonojo auf der Insel Kyushu. Er ist 25 Meter hoch und soll über 1000 Jahre alt sein. Früher hängten Frauen, denen der Baum geholfen hatte, aus Dankbarkeit Brustnachbildungen aus Stoff an den Baum. Ein Chichi-Ginkgo in Sebe auf der Insel Shikoku wird auf 1000 Jahre geschätzt. Noch bis in die dreißiger Jahre unseres Jahrhunderts waren die Chichi dieses Baumes voll behängt mit Papierstreifen, den Opfergaben hilfesuchender Frauen.

Sagenumwoben

Der Ginkgo im Tempel Hida-kokubun-ji in Sowa-machi auf der Insel Honshu besitzt ebenfalls viele Chichi und wurde wie andere Chichi-Ginkgos von Frauen mit zuwenig Milch aufgesucht. Über ihn gibt es die Sage, daß ein Baumeister im 8. Jahrhundert n. Chr. versehentlich die Stützpfeiler für einen hohen Turm zu kurz schnitt. Seine Tochter half ihm aus der Klemme, indem sie ihm die Konstruktion eines Balkenwerks nahelegte. Der Turmbau gelang daraufhin, und der Baumeister wurde berühmt. Um seinen Fehler nicht ans Licht kommen zu lassen, der ihn um seine Ehre hätte bringen können, tötete er seine Tochter, vergrub sie im Tempel und pflanzte einen Ginkgo auf ihr verschwiegenes Grab.

Erfreulicher ist dagegen die Sage über den Ginkgo von Tarumizu auf der Insel Kyushu, der auf dem Gelände eines ehemaligen Tempels steht und auf 800 Jahre geschätzt wird. Vor etwa 200 Jahren sollen die Dorfbewohner beschlossen haben, den

Baum zu fällen und Brennholz aus ihm zu machen. Ein junger Mann träumte daraufhin nachts, daß er vor dem Ginkgo stand. In seinem Traum trat plötzlich eine schöne Frau aus dem Baum heraus und bat ihn inständig, den Baum, der ihre Wohnung sei, nicht zu fällen. Als der Mann am nächsten Tag den Ginkgo betrachtete, sah er eine kleine weiße Schlange im Baum, die ihn unentwegt anschaute. Ihm wurde bewußt, daß beide, Frau und Schlange, Verkörperungen des Baumgeists waren, und er verhinderte, daß der Ginkgo gefällt wurde.

Die Sage vom tausendjährigen Ginkgo in Tsutsuga, das zur Präfektur Hiroshima gehört, könnte auch uns eine Botschaft übermitteln: An einem Neujahrsmorgen setzte sich ein Kranich auf einen Ginkgo im Dorf und ließ aus seinem Schnabel etwas zur Erde fallen. Bald danach keimten Reispflanzen unter dem Baum. Die Dorfbewohner verstanden das als Zeichen und legten daraufhin Reisfelder an. Dem Dorf und seinen Einwohnern ging es von da an gut, und der Kranich kam auch in den folgenden Jahren wieder und saß fröhlich rufend im Baum.

Exote in Europa

Besondere Ginkgos in Deutschland

Nicht nur im fernen Osten, auch in Deutschland sowie in anderen europäischen Ländern gibt es bekannte Ginkgos, wenn sie auch nicht sagenumwoben sind und keine solche Verehrung wie in Japan und China erfahren. Ob der bekannte »Goethe-Ginkgo« in Jena wirklich von Goethe persönlich gepflanzt worden ist, läßt sich heute nicht mehr sicher sagen. Fest steht aber, daß er ein prächtiger Baum von etwa 18 Metern Höhe ist und um 1790 gepflanzt wurde, also an die 200 Jahre alt ist. Noch ein wenig älter dürfte ein Ginkgo sein, der in Dresden im Garten des ehemaligen Marcolini-Palais steht. Ein 1813 am Fürstenhaus in

Weimar gepflanzter Ginkgo ist heute der älteste von mehreren Ginkgos in Weimar. In den städtischen Parkanlagen von Mönchengladbach steht ein Ginkgo im beträchtlichen Alter von 170 Jahren. Der älteste noch lebende Ginkgo Deutschlands dürfte der im Gutspark von Harbke (Sachsen-Anhalt) sein, der 1781 gepflanzt wurde.

Um die 200 Jahre haben die betagten deutschen Ginkgos in der Krone – alt für eine Weide oder einen Apfelbaum, nicht schlecht für einen Ahorn, aber gar nichts für einen Ginkgo. Der Grund dafür, daß es in Europa nicht solche Ginkgoveteranen wie in Asien gibt, ist einleuchtend: Der Baum kam erst um 1730 aus Fernost ins Abendland. Eigentlich war es eine Rückkehr, denn wie Fossilfunde zeigen, gab es ihn – dies wurde bereits erwähnt – noch vor den Eiszeiten auch in Deutschland.

Der Ginkgoentdecker Engelbert Kaempfer

Der deutsche Arzt und Naturforscher Engelbert Kaempfer (1651 – 1716) war im Dienste der niederländischen Vereinigten Ostindischen Companie von 1690 bis 1692 in Japan tätig. Obwohl die Beamten des Japanischen Reiches damals streng darauf achteten, daß Ausländer keine Informationen über Land und Menschen erhielten, gelang es Kaempfer mit allerlei Tricks, sich einen umfassenden Einblick zu verschaffen. Ganz besonders interessierte ihn die Pflanzenwelt. Er zeichnete und beschrieb – in lateinischer Sprache – eine Fülle von Pflanzenarten, darunter auch den Ginkgo. Da sich nur ein kleiner Kreis von Gelehrten für Kaempfers Japanforschungen interessierte, wurde auch seine Ginkgoentdeckung zunächst nicht weiter beachtet. Erst als dann im 18. Jahrhundert mehr Europäer Japan bereisten und überhaupt allgemein ein Interesse an exotischen Pflanzen aufkam, erinnerte man sich wieder der Studien des Forschers. Der erste Ginkgo in Europa wurde wahrscheinlich 1730 im holländischen Utrecht gepflanzt. Es folgten dann bald weitere Pflanzungen in England, Österreich, Frankreich, Spanien, Deutschland und schließlich auch in Amerika. Die Bäume galten als sehr kostbar und wurden zu hohen Preisen gehandelt, da die Vermehrung über Stecklinge nicht immer gelang und man, wegen der Zweihäusigkeit, zunächst noch keine Samen ernten konnte. Dies gelang erst, nachdem der Schweizer Botaniker de Candolle 1814 in Genf einen weiblichen Ginkgo entdeckt hatte.

Gegenstand in Dichtung ...

Im Jahre 1815, kurz nach de Candolles Entdeckung, verfaßte Goethe sein berühmtes Gedicht, das er später mit der Schreibweise »Gingo« in denZyklus ›West-östlicher Diwan‹ aufnahm:

Gingko biloba

Dieses Baums Blatt, der von Osten
Meinem Garten anvertraut,
Gibt geheimen Sinn zu kosten,
Wie's den Wissenden erbaut.

Ist es ein lebendig Wesen,
Das sich in sich selbst getrennt?
Sind es zwei, die sich erlesen,
Daß man sie als eines kennt?

Solche Fragen zu erwidern,
Fand ich wohl den rechten Sinn;
Fühlst du nicht an meinen Liedern,
Daß ich eins und doppelt bin?

Goethe übersandte die Verse auf einem Blatt Papier, auf das zwei Ginkgoblätter aufgeklebt waren, mit dem Datum 15. S. 1815 versehen und einem Begleitschreiben am 27. September 1815 von Heidelberg aus nach Frankfurt an Rosine Städel. Sie war eine Freundin Marianne von Willemers, der die Zeilen eigentlich gewidmet waren. Die Beziehung zwischen Goethe und der sehr viel jüngeren Frankfurter Bankiersgattin war in den Spätsommerwochen des Jahres 1815, in denen Goethe als Gast der Willemers in deren Landhaus »Gerbermühle« bei Frankfurt weilte, besonders intensiv. Marianne war die Suleika des Gedichtzyklus ›West-östlicher Divan‹, zu dem Goethe seine Studien orientalischer Dichtung und Philosophie angeregt hatten. Das Ginkgoblatt, das aus zwei sich an der Blattbasis vereinigenden Teilen besteht, wurde Goethe zum Sinnbild des geheimen Verbundenseins und des Getrenntseins der Liebenden. Es war ihm gleichzeitig Symbol für die in der östlichen Geisteswelt stärker als im Westen vorhandene Vorstellung, daß zwar in Dasein und Welt Gegensätze – etwa hell/dunkel, männlich/weiblich, gut/böse, heiß/kalt, Yin/Yang – vorherrschen, daß aber alles einem Urgrund entstammt und daher auch die Gegensätze miteinander verbunden und eigentlich eins sind.

Goethe war nicht der erste und auch nicht der letzte, der dem faszinierenden Baum ein Gedicht gewidmet hat. Am Ende von Atsuko Katos Bericht über ihre Ginkgoreise durch Japan sind japanische Ginkgogedichte abgedruckt, darunter diese beiden:

Fallen die Ginkgofrüchte,
so bereiten sich die Götter
für ihre Reise.
(Torin, 1632 – 1719)

An einem Herbsttag
sehe ich Ginkgo und Ahorn
in der Ferne.
(Mantaro Kubota, 1889 – 1963)

Von dem deutschen Schriftsteller Peter Härtling stammt das folgende Gedicht:

An den Ginkgo vor der Tür

Wenn ich hinaus geh
vor die Tür,
geh
und den seltenen Baum –
daß ich Eins und
doppelt bin –
den ich vor Jahren
gepflanzt habe,
betrachte,
den Ginkgo
(bei Sabine L. las ich,
er werde New York überdauern,
diese Stadt),
dann frage ich mich
oder frage ihn:
Baum,
warum hältst du
den Frühling hinaus?
Baum,
warum überläßt du
den Sommer andern?
Baum,
warum überwinterst
du
leichter als ich
und nimmst mein
Gedicht vorweg.
Du bist schlau,
Baum.

Der japanische Schriftsteller Miyazawa Kenji (1896–1933) hat die Verbreitung der Ginkgosamen durch den Herbstwind zu einer märchenhaften Erzählung ›Die Früchte des Ginkgo‹ verarbeitet. Die Samen erscheinen darin als die Söhne und Töchter der Baummutter, die sich an einem windigen Herbsttag auf die Reise machen.

... und dekorativer Kunst

In der chinesischen und japanischen Malerei kommt Ginkgo kaum vor. Dagegen hat im japanischen Kunsthandwerk die Verwendung des Ginkgomotivs Tradition. Es erscheint unter anderem in Familienwappen, auf Schwertern, Schmuck und Vasen sowie als Textilmuster.

Anregungen vom japanischen Kunsthandwerk holte sich das Kunsthandwerk des europäischen Jugendstils, der florale Motive sehr schätzte. Vielfach erscheint Ginkgo etwa in Arbeiten von Künstlern der französischen Künstlervereinigung »Ecole de Nancy«. In Nancy sind an mehreren Häusern Ginkgoblätter als Baudekor zu bewundern. Sie erscheinen auf Vasen und verschiedenen anderen Gebrauchsgegenständen aus Glas und Metall sowie auf Schmuck.

Künstler des deutschen Jugendstils fühlten sich ganz besonders vom Ginkgo angezogen. So findet sich beispielsweise Ginkgodekor an zwei von Friedrich Adler entworfenen Fruchtschalen aus Zinn (1903/04). Viele andere bekannte und unbekannte Künstler des Jugendstils haben das Ginkgomotiv kunsthandwerklich verarbeitet: auf Vasen, Tellern, Gläsern, Lampen, Broschen, Anhängern, Armbändern, Ohrringen, Gürtelschließen, Serviettenringen, Stoffen. Zwar ließ nach Jugendstil und Art deco das Interesse am Ginkgo nach, erlosch aber bis in die Gegenwart nicht. Es ist nicht allzu schwer, zeitgenössischen Schmuck mit Ginkgodekor zu finden. In Japan, inzwischen angeblich auch in Amerika und Europa werden Ginkgoblätter mit Metallegierungen aus Gold, Silber oder Bronze haltbar gemacht und als Modeschmuck getragen. Heute sieht man auch nicht selten das Ginkgomotiv als Firmenzeichen etwa an Schmuckgeschäften, Blumen- oder Naturkostläden.

Die Kunde von den überlebenden Ginkgos von Hiroshima, die Begeisterung für die östliche Gedankenwelt in Europa und die Entdeckung der Heilkräfte im Ginkgoblatt machten die Pflanze auch zu einem Kunstthema, das beispielsweise Joseph Beuys anzog. 1985 stellte die Arzneimittelfirma Dr. Willmar Schwabe in der Stadthalle in Karlsruhe eine Ausstellung mit insgesamt 112 bildnerischen Arbeiten zum Thema Ginkgo – Malerei, Graphik, Plastik und andere Gestaltungsformen – zusammen. In Gemälden, Zeichnungen und Druckgraphik beschäftigt sich die bereits erwähnte japanische Künstlerin Atsuko Kato immer wieder mit dem Ginkgomotiv, wobei sie östliche und westliche Traditionen vereinigt.

3. Freude am ganzen lebenden Baum

Straßenbaum

Ginkgos wachsen heute, meist in Obhut des Menschen, in kühlen bis subtropischen Regionen der Erde. Sie bevorzugen etwas feuchte Böden, vertragen aber keine stauende Nässe. Wegen seiner Widerstandskraft gegen Autoabgase und andere schädliche Einflüsse wurde Ginkgo als Straßenbaum in vielen Großstädten gepflanzt. In Tokyo und New York sind auffallend viele der Straßenbäume Ginkgos. Auch in deutschen Großstädten sieht man die Bäume an Straßenrändern, wenn auch nicht so häufig wie in den USA und Japan. Ginkgo-Alleen gibt es beispielsweise in München, Dresden, Krefeld und Mönchengladbach.

Die Ginkgobaumreihe in der Brucknerallee in Mönchengladbach wurde um 1950 gepflanzt. Nach Aussage der Gartenbaudirektion haben sich die schlankwüchsigen und daher in die Enge städtischer Straßen passenden Bäume als standfest gegenüber dem Stadtklima erwiesen, auch sei der erforderliche Pflegeaufwand gering. Die Absicht der Gartenbauer war damals, nur männliche Ginkgos zu pflanzen, was aber dann wegen der schwierigen Unterscheidung zwischen männlich und weiblich bei Jungbäumen nicht ganz gelungen ist. Die unabsichtlich gepflanzten weiblichen Ginkgos bilden nun inzwischen Samen. Der ranzige Geruch der Samenhülle, der vor allem durch Buttersäure hervorgerufen wird, belästigt dann jeweils im Herbst eine Zeitlang Anwohner und Passanten, leider genau in der Zeit, in der der Baum – neben seinem Sommerlaub – am schönsten ist.

Die Alleebäume in der Münchener Gilmstraße haben, nach Auskunft der Stadtgärtnerei, die Erwartungen etwas enttäuscht. Sie sind schwachwüchsig, haben nur kurze Jahrestriebe und bilden keine typische Krone aus. All das liegt aber sicher nicht an den Ginkgos, sondern am rauhen Klima der schwäbisch-bayerischen Hochebene, das den Bäumen, bei all ihrer Kraft und Anpassungsfähigkeit, eben doch zu schaffen macht.

Park- und Gartenbaum

Leichter haben es die Ginkgobäume, die in städtischen Anlagen und Parks stehen. Da Bodenverhältnisse, Wasserversorgung und andere Bedingungen dort günstiger sind als am Straßenrand, können die Ginkgos ein rauheres Klima eher verkraften und entfalten sich daher auch besser. So gibt es in München und in vielen anderen deutschen Städten Ginkgos als Einzelbäume oder Baumgruppen in Parks und Anlagen. Die Stadtgärtnerei in München gibt als Standorte für Ginkgos an: im Westpark, an der Tramumkehrschleife in der St.-Martin-Straße am Ostfriedhof (Dreiergruppe), an der Görzerstraße, an der Spixstraße, an der Lohengrinstraße sowie in der Frühlingsanlage südlich des Deutschen Museums. Einige Anwohner sollen nicht besonders erfreut gewesen sein, als im Herbst 1996 – einem »Fruchtjahr« – viele weibliche Bäume reife Samen hatten.

Besonders prächtige Ginkgos leben in vielen Botanischen Gärten – etwa in Jena. Neben dem bereits erwähnten »Goethe-Ginkgo« gibt es dort noch zwei jüngere Bäume, einen männlichen und einen weiblichen. In Köln steht ein Ginkgo mit panaschierten – grünweiß gestreiften – Blättern. Im Botanischen Garten von Mönchengladbach ist man stolz auf 20 verschiedene Ginkgo-Veredlungen, die man vor wenigen Jahren aufgepflanzt hat. Auch in Privatgärten hat Ginkgo Einzug gehalten. Er (oder sie) mag dort einen sonnigen, geschützten, nicht zu trockenen Platz. Gegenüber der Bodenart und dem pH-Wert des Bodens ist Ginkgo tolerant. Daß er kaum von Schädlingen befallen wird, freut den Gärtner natürlich.

Viele Gärtnereien und Baumschulen bieten inzwischen Ginkgo an. Sie können auch versuchen, Ginkgos aus Samen oder Stecklingen selbst zu ziehen. Dazu müssen Sie allerdings jemanden kennen, von dessen Ginkgo Sie sich bedienen können.

Ginkgovermehrung durch Samen

Beginnen Sie damit im Herbst nach der Ernte. Die Samen, die Sie aufgesammelt haben, sollten einer Winter-Frostbehandlung (Stratifikation) unterzogen werden, da sie dann sicherer keimen. Je weiter ein männliches Exemplar entfernt vom samentragenden weiblichen Baum steht, bei desto mehr Samenanlagen dürften Bestäubung, Befruchtung und Keimentwicklung gar nicht stattgefunden haben. Da man den Samen nicht ansieht, ob sie einen Keimling enthalten oder nicht, sollte man lieber gleich ein paar mehr ansetzen.

- Mischen Sie die Samen 1 : 1 mit feuchtem Sand oder mit keimfreier Erde und geben Sie das Samen-Sand- oder Samen-Erde-Gemisch in Kistchen oder Tontöpfe.
- Stellen Sie die Behälter so im Freien auf, daß Regen, Schnee und Frost den Winter über einwirken können. Durch eine engmaschige Abdeckung müssen Sie die Samen vor Vögeln und Mäusen schützen.
- Von Mitte Mai bis Mitte Juni erfolgt dann die Aussaat der stratifizierten Samen. Am besten nimmt man dazu pro Tontöpfchen nur einen einzigen Samen.
- Als Substrat eignet sich eine Mischung aus Sand und Erde. (Bei Verwendung von Kompost diesen dämpfen, da sonst die Gefahr der Übertragung von Pilzkrankheiten besteht.)
- Die Töpfe werden bis wenige Zentimeter unter den Rand mit dem Sand-Erde-Gemisch gefüllt. Nachdem man dieses geglättet und leicht angedrückt hat, wird der Samen aufgelegt und mit Erde übersiebt, wobei die aufgesiebte Schicht doppelt so dick wie der Samen sein soll, also etwa 2 cm.
- Halten Sie die Töpfe feucht.

Ginkgovermehrung durch Stecklinge

Fachleute raten dem Ginkgoliebhaber eher von der Stecklingsvermehrung ab, da sie nicht so leicht gelingt. Sie bietet aber den Vorteil, daß man das Geschlecht des zukünftigen Baumes kennt. So kann man sich aussuchen, ob man lieber den Gestank ertragen oder auf die Samen verzichten will. (Bis es zur Samenbildung kommt, vergehen allerdings 20 bis 30 Jahre.) Die Stecklingsvermehrung macht man im Frühsommer, am besten Ende Juni, es geht aber auch noch später.

- Im Frühjahr neu gebildete Langtriebe schneidet man 3 bis 5 cm unterhalb der Austriebsstelle ab. Den oberen weichen Teil kürzt man ein, so daß der Steckling höchstens 15 cm lang ist.
- Ein hoher Topf wird mit einem Erde-Sand-Gemisch oder mit Anzuchterde gefüllt.
- Der Steckling wird mit seinem unteren Ende flach (etwa 3 cm) hineingesteckt, nur so weit, daß er nicht umfällt.
- Die Stecklinge müssen feucht und warm gehalten werden. Als Verdunstungsschutz kann man ein hohes Weckglas über den Steckling stülpen.

Die junge Pflanze entwickelt sich zunächst rasch. Vorsicht: In seiner Jugend ist Ginkgo noch frostempfindlich, vor allem gegenüber Spätfrösten. Ein fünfjähriger Baum, der dann Außeneinflüssen gegenüber resistent ist, kann schon 2 bis 3 Meter hoch sein. Ab dann läßt er sich allerdings Zeit und wächst nur mehr langsam. Da er auf ein langes Leben hoffen kann, ist dies verständlich.

Bonsai-Ginkgo

Dank seiner Unempfindlichkeit gehört Ginkgo biloba zu den Baumarten, die sich auch für die Bonsai-Kultur eignen. *Bonsai* bedeutet »Baum im Topf« und meint die Kunst, einen Baum über Jahre in einer kleinen flachen Schale zu halten und durch Beschneiden in eine bestimmte Form zu ziehen. Die Bonsai-Kultur ist vor vielen Jahrhunderten in China entstanden und kam von dort nach Japan. Wer Bonsai gestaltet, bemüht sich, im Sinne einer Kunst das Wesen des Baumes zu erfassen und in konzentrierter, vielleicht übersteigerter Form in dem Kunstwerk, dem Bonsaigewächs, zu verdichten. Wir im Westen mögen Bonsai als überstarke menschliche Einflußnahme auf das Wachstum eines eigenständigen Lebewesens empfinden, sollten aber bedenken, daß auch Rasenpflege, Obstbaumschnitt und Zimmerpflanzenzucht nicht »natürlich« sind.

Auch in Europa gibt es inzwischen Bonsai-Künstler. Es werden Kurse angeboten, in denen in die Bonsai-Kunst eingeführt wird, und in einigen Gärtnereien werden Bonsai-Ginkgos angeboten. Man kann auch einen »normalen« jungen Ginkgo in der Baumschule erwerben und nach Anleitung aus der Fachliteratur oder einem Kurs entsprechend behandeln.

Michael Kreuz vom Bonsai-Club Deutschland e. V. (Adresse im Anhang) ist Besitzer eines besonders schönen, etwa 60 Jahre alten Ginkgos, der in der Clubzeitschrift ›Bonsai‹ (Nr. 73, 1. Quartal 97) abgebildet ist.

4. Von den Samen bis zu den Blättern

Neben der medizinischen Verwendung, die Gegenstand der folgenden Kapitel ist, nutzt der Mensch Ginkgosamen und -blätter auch anderweitig. So hat man früher in China die weiblichen Samenanlagen zerstoßen und zur Herstellung von Waschmitteln und Seife verwendet. Die Blätter dienten, ebenfalls in China, zeitweise als Zahlungsmittel, waren also Geldersatz. Bereits erwähnt wurde, daß man die Blätter zur Insektenabwehr nutzte, insbesondere bei Büchern, denen man sie zwischen die Seiten legte und sie so vor Schädlingsfraß schützte. In Japan wurden die Blätter auch als Dünger eingesetzt.

In Asien wird zudem das schön gemaserte, helle und harte, jedoch spröde Holz des Ginkgos gern verwendet. Es eignet sich, auch weil es selten von Schädlingen befallen wird, als Bau- und Möbelholz sowie als Rohmaterial für Kunstgegenstände. Manche alten Gerichtstische und buddhistischen Schreine sind aus Ginkgoholz gefertigt.

»Ginkgonüsse« als Delikatesse

Hinweise auf Ginkgosamen sind bereits in chinesischen Kräuterbüchern des 14. Jahrhunderts zu finden. Im ›Yih Yung Pen Ts'ao‹ wird vor übermäßigem Verzehr der gekochten Samen gewarnt, da sie, insbesondere für Kinder, eine leichte Giftwirkung hätten. Heute wissen wir, daß für die toxische Wirkung vor allem 4'-Methoxypyridoxin verantwortlich ist (siehe Kapitel 6).

Die Kerne der häufig als »Nüsse« bezeichneten Samen (nicht Früchte!) sehen ähnlich wie Nußkerne aus, was sie aber, wie im 1. Kapitel erläutert, nicht sind. Die Ginkgosamenkerne unterscheiden sich zudem im Nährstoffgehalt von Nußkernen, die einen sehr großen Fettanteil haben (Haselnußkerne: 60–68 % Fett). Ginkgosamenkerne dagegen bestehen zu 68 % aus Stärke, enthalten beachtlich viel Eiweiß (13 %) und nur 3 % Fett.

Als *Pa-Kewo* oder *Bai-guo* verzehrt man die Ginkgosamen auch heute noch in Ostasien – roh, gekocht, insbesondere geröstet. Bei Volksfesten und Hochzeiten werden sie gefärbt und besitzen so rituelle Funktion. Geröstete Ginkgosamen schmecken etwas nach Pistazien, erinnern auch an Kartoffeln oder geröstete Kastanien. Ihr Verzehr soll abführend wirken.

Vom Gartenautor Jürgen Dahl stammt ein Rezept zur Zubereitung von Ginkgosamen. Er hat sich die Samen in der schon genannten Brucknerallee in Mönchengladbach besorgt und beschreibt, welche Erfahrungen er damit gemacht hat.

Rezept nach Jürgen Dahl zur Zubereitung von Pa-Kewo

Die Ginkgosamen werden zunächst unter fließendem Wasser von der matschigen, stinkenden Samenhülle befreit. Dabei sollte man wegen der stark hautreizenden Inhaltsstoffe der Samenaußenschicht unbedingt mit Handschuhen arbeiten. Man gibt dann die Samen in eine heiße Pfanne, deren Boden dick mit Salz bedeckt ist. Nach etwa 10 Minuten platzen die Samenschalen auf, nach weiteren 5 Minuten sind die Samenkerne braun und fertig geröstet. Voilà!

Ein pikantes Naschwerk nennt Dahl das Ergebnis seiner Arbeit. Seiner Meinung nach ist der Geschmack mit gerösteten Kastanien vergleichbar.

Vielleicht sind Sie neugierig geworden und suchen sich im Herbst Ginkgosamen? Essen Sie aber wegen der leichten Giftwirkung nicht zu viele davon!

In Deutschland gibt es Pa-Kewo offenbar (noch?) nicht zu kaufen. Anfragen dazu und die Suche in Delikatessenläden, Naturkost- und Asienläden sowie in Fruchthäusern waren zumindest bisher erfolglos.

Ginkgoblättertee

Während die chinesische Volksmedizin und die Traditionelle Chinesische Medizin Ginkgoblätter seit langem als Tee einsetzt, konnte bei uns im Westen bisher kein Nachweis für die arzneiliche Wirksamkeit von Ginkgotee, sondern nur von Ginkgoblattextrakten gefunden werden. Darüber wird in den nächsten Kapiteln noch ausführlich berichtet. Da Ginkgoblätter in einem Teeaufguß einen feinen und würzigen Geschmack entfalten, kann man aber auch einmal Ginkgotee trinken, um etwas Abwechslung in die täglich nötige Flüssigkeitsaufnahme von eineinhalb bis zwei Litern zu bringen. Getrocknete Ginkgoblätter bekommen Sie in der Apotheke.

Wichtig: Bitte beachten Sie, daß Ginkgoblätter in Einzelfällen auch allergische Reaktionen auslösen können.

Ginkgoblättertee

Zutaten: 1–2 Teelöffel getrocknete Ginkgoblätter
1/4 l Wasser

Zubereitung: Überbrühen Sie die Ginkgoblätter mit dem kochenden Wasser, lassen Sie sie 10 Minuten ziehen und seihen Sie sie dann ab. Den Tee können Sie nach Geschmack mit Honig süßen.

Fehlender Wissenschaftlichkeitsnachweis hin oder her – es gibt Menschen, die diesen Tee gern trinken und angeben, daß er ihnen gut tut. Beispiele für schmackhafte Fertigteemischungen finden sich im Anhang. Es sei an dieser Stelle noch einmal betont, daß es sich bei diesen Tees nicht um Arzneimittel, sondern um Lebensmittel handelt.

5. Ginkgoblätter in der Schönheitspflege

Kosmetikprodukte mit Ginkgoblattextrakten

Die Verwendung der Ginkgoblätter und -samen für die Schönheit hat in Asien schon eine lange Tradition. In der asiatischen Kosmetikindustrie verarbeitet man die Blätter zu verschiedenen Präparaten. Auch in Deutschland werden inzwischen Kosmetikartikel mit Ginkgoblattextrakten verkauft.

Wirkstoffe in den Ginkgoblättern, die freie Radikale abfangen und inaktivieren (siehe Kapitel 6), machen Ginkgoblätter und insbesondere Ginkgoblattextrakte zu einem interessanten Bestandteil kosmetischer Präparate. Freie Radikale sind äußerst aggressive chemische Verbindungen, häufig Umwandlungsprodukte des Sauerstoffs, die die Zellen angreifen. Sie entstehen im normalen Stoffwechsel, vermehrt jedoch bei Alterungsprozessen des Organismus sowie durch äußere Einflüsse wie UV-Licht, Luftverschmutzung, Rauchen, Ernährungsfehler.

Ginkgoblattextrakte wirken darüber hinaus vitalisierend, kräftigend und durchblutungsfördernd auf die Haut; sie regulieren ferner den Fett-Feuchtigkeitshaushalt. Daher eignen sich Ginkgoblattextrakte zur Verarbeitung in Kosmetikartikeln insbesondere für die Pflege alternder, müder, strapazierter Haut und von stumpfem, kraftlosem Haar. Sie sollen die Haut besonders vor schädlichen Umwelteinflüssen schützen, ihre Durchblutung anregen sowie das Altern und die Faltenbildung hinauszögern. Angewendet werden Ginkgopräparate insbesondere bei normaler bis fettiger Haut und bei normalem bis fettigem Haar.

Falls Sie neugierig geworden sind auf die Wirkung des Ginkgos: Im Anhang sind einige Kosmetikprodukte mit den Wirkstoffen der Pflanze aufgelistet – jedoch ohne jeden Anspruch auf Vollständigkeit, zumal anzunehmen ist, daß in nächster Zeit noch mehr Ginkgo-Pflegeprodukte auf den Markt kommen.

Pflege von Haut und Haaren mit Ginkgoblättern

Sie können die folgenden Rezepte selbst ausprobieren. Ginkgoblätter und die anderen Zutaten erhalten Sie in der Apotheke.

Haarpflege

Haarspülung

Haarspülungen verwendet man als letztes Spülbad nach der Haarwäsche. Sie sollen die Oberfläche der Haare glätten, diese leichter frisierbar machen, für Glanz sorgen und die Kopfhaut pflegen.

Ginkgo-Haarspülung für glänzende Haare

Zutaten: 30 g Ginkgoblätter
1 l Wasser
ein Schuß Apfelessig

Zubereitung: Überbrühen Sie die Ginkgoblätter mit dem kochenden Wasser, rühren Sie das Gemisch um und lassen Sie es 10 Minuten ziehen. In dieser Zeit setzen sich die Ginkgoblätter am Boden ab. Seihen Sie dann den Aufguß ab und lassen Sie ihn abkühlen. Geben Sie einen Schuß Apfelessig dazu und verwenden Sie die Flüssigkeit als letztes Spülbad nach der Haarwäsche. Die Spülung ist vor allem für dunklere Haare geeignet. Sie hat einen leicht festigenden Effekt, und der Glanz der Haare wird gesteigert.

Haarwasser

Haarwässer entfetten die Kopfhaut, wirken – auch durch die Massage, die mit der Anwendung verbunden ist – durchblutungsfördernd und aktivierend. Alkoholhaltige Haarwässer, die nicht bei trockener und empfindlicher Kopfhaut verwendet werden dürfen, haben einen leicht desinfizierenden Effekt. Somit können Haarwässer Kopfhautjucken, Schuppenbildung und Haarausfall vorbeugen und den gesunden Haarwuchs fördern.

Ginkgo-Haarwasser für die Durchblutung der Kopfhaut

Zutaten: 10 g Ginkgoblätter
10 g Ackerschachtelhalmkraut
100 ml Alkohol (70%)
100 ml destilliertes Wasser

Zubereitung: Geben Sie Ginkgoblätter und Ackerschachtelhalmkraut in ein Schraubdeckelglas und gießen Sie den Alkohol darüber. Verschließen Sie das Glas gut und lassen Sie die Pflanzenteile an einem dunklen kühlen Platz 10 Tage ausziehen. Gießen Sie das Gemisch dann in einen Papierfilter und drücken Sie die Rückstände sorgfältig aus. Das grünliche Filtrat vermischen Sie mit dem destillierten Wasser. Bewahren Sie das Haarwasser in einer dunkel getönten Flasche kühl und dunkel auf und verbrauchen Sie es rasch, indem Sie es täglich einmal mit einer Pipette oder einem Wattebausch auf die Kopfhaut auftragen und einmassieren.

Gesichtspflege

Gesichtswasser

Gesichtswässer werden nach der gründlichen Reinigung der Haut morgens und abends sorgsam mit einem Wattebausch aufgetragen. Die Haut soll dabei nicht gezerrt werden. Gesichtswässer dienen der Nachreinigung, Erfrischung und Belebung; sie bereiten die Haut für die anschließend aufzutragende Pflegecreme vor. Auch untertags kann man zwischendurch die fettige Haut mit einem Gesichtswasser abreiben, um ihr unschönen Fettglanz zu nehmen und Pickeln und Mitessern vorzubeugen. Je nach Hauttyp sind unterschiedlich zusammengesetzte Gesichtswässer angezeigt. Die alkoholhaltigen Gesichtswässer sind für die fettige, eher unempfindliche Haut geeignet sowie für die sogenannte T-Zone (Stirn, Nase, Kinn) der Mischhaut. (Die trockene, empfindliche Haut braucht dagegen ein alkoholfreies Gesichtswasser.)

Ginkgo-Gesichtswasser mit Alkohol für die eher fettige reife Haut

Zutaten: 20 g Ginkgoblätter
50 ml Alkohol (70%)
50 ml Hamameliswasser
50 ml destilliertes Wasser

Zubereitung: Geben Sie die Ginkgoblätter in ein Schraubdeckelglas und gießen Sie den Alkohol darüber. Verschließen Sie das Glas gut und lassen Sie die Blätter 10 Tage an einen dunklen kühlen Ort ausziehen. Gießen Sie das Gemisch dann in einen Papierfilter und drücken Sie die Rückstände gut aus. Das grünliche Filtrat vermischen Sie mit dem Hamameliswasser und dem destillierten Wasser. Bewahren Sie das Gesichtswasser in einer dunkel getönten Flasche kühl und dunkel auf und verbrauchen Sie es bald.

Kompresse

Kompressen sind mit kalter oder warmer Flüssigkeit getränkte Tücher, die auf das Gesicht oder andere Körperteile gelegt und dort eine Zeitlang belassen werden. Je nach Temperatur und Zusammensetzung der Flüssigkeit wirken Kompressen reinigend, anregend, erfrischend oder entspannend. Kompressen können auch gegen Streß wirken: Die Anwendung ist unkompliziert, man tut sich etwas Gutes und man liegt (entspannt), während die Kompresse einwirkt.

Ginkgo-Kompresse für müde Haut

Zutaten: 20 g Ginkgoblätter
500 ml Wasser
Saft einer halben Zitrone
Mulltuch oder Küchentuch

Zubereitung: Überbrühen Sie die Ginkgoblätter mit dem kochenden Wasser, lassen Sie sie 10 Minuten ziehen und filtern Sie dann den Aufguß durch ein feines Sieb. Wenn die Flüssigkeit abgekühlt ist, geben Sie den Zitronensaft dazu. Reinigen Sie Ihr Gesicht sorgfältig. Tränken Sie das Tuch in der Flüssigkeit, drücken Sie es leicht aus und legen Sie es dann so auf Gesicht und Hals, daß Nasenlöcher und Mund frei bleiben. Legen Sie sich hin, genießen Sie die Ruhe und nehmen Sie das Tuch nach 10 Minuten wieder ab.

Gesichtsdampfbad

Gesichtsdampfbäder wirken reinigend, durchblutungsfördernd und aktivierend auf die Haut. Insbesondere fettige, unreine Haut profitiert von einem Gesichtsdampfbad. Es sollte aber nicht öfter als ein- bis zweimal pro Woche durchgeführt werden. Nicht geeignet sind Gesichtsdampfbäder für kreislauflabile Menschen und solche, deren Haut empfindlich oder trocken ist oder zu erweiterten Äderchen (Couperose) neigt.

Weitere Naturkosmetikrezepte mit Ginkgo finden Sie beispielsweise in dem Buch ›Geheimnisse der Heilkosmetik‹ von Stephanie Faber (siehe Anhang).

Belebendes Gesichtsdampfbad mit Ginkgo

Zutaten: 1–2 Eßlöffel Ginkgoblätter
1 l Wasser
Frotteehandtuch
Schüssel

Zubereitung: Überbrühen Sie die Ginkgoblätter mit dem kochenden Wasser. Warten Sie 2–3 Minuten und halten Sie dann das Gesicht nicht zu nahe (Verbrennungsgefahr!) über den heißen Dampf. Über Kopf und Schultern legen Sie das Frotteehandtuch, damit nicht zuviel Dampf entweichen kann. Nach 5–10 Minuten beenden Sie das Dampfbad und waschen sich das Gesicht kalt ab.

Wichtig: Gehen Sie mindestens eine Stunde lang nicht ins Freie, da sich Haut und Atmungsorgane erst wieder an kühlere Temperaturen gewöhnen müssen (Erkältungsgefahr!).

Wichtig: Beachten Sie bitte, daß bei entsprechender Veranlagung eine allergische Reaktion auf eine Vielzahl von Stoffen möglich ist und daß Ginkgoblätter aufgrund ihres Gehalts an Ginkgolsäuren in Einzelfällen eine Allergie auslösen können.

6. Alte und neue Heilpflanze

In der Traditionellen Chinesischen Medizin (TCM)

Allgemeine Prinzipien

Die Traditionelle Chinesische Medizin reicht in ihrer Tradition Jahrtausende zurück. Wir im Westen verbinden mit dem Begriff häufig nur die Akupunktur, dabei handelt es sich bei der TCM um ein umfassendes System, das den Menschen in seinen Bezügen zur Natur und zum Kosmos sieht. Die TCM folgt damit teilweise ganz anderen Prinzipien als die westliche Medizin. Grundlegend ist in der TCM die Vorstellung, daß Makrokosmos und Mikrokosmos durch Energieströme verbunden sind. Auch der Mensch ist demnach nur gesund, wenn die Lebensenergie in seinem Körper ungehemmt fließen kann. Dazu müssen die polaren Kräfte Yin und Yang im Gleichgewicht sein. Dem Yin-Yang-Prinzip werden Gegensätze zugeordnet – etwa weiblich/männlich, Bauch/Rücken, Ruhe/Bewegung –, die aber in Wirklichkeit nicht gegensätzlich sind, sondern voneinander abhängen und einander ergänzen. Es gibt verschiedene Methoden, das Gleichgewicht von Yin und Yang wiederherzustellen. Ein wichtiger Grundpfeiler ist dabei die Heilpflanzenkunde. Die Eigenschaften der Heilpflanzen werden in der TCM in eigener Weise eingeteilt und bewertet. So sind drei Qualitäten von besonderer Bedeutung: fünf Geschmacksrichtungen, vier Temperaturausstrahlungen, die Stufe der Toxizität.

Die Verwendung von Ginkgo in der Traditionellen Chinesischen Medizin

Seit Jahrhunderten werden in China die Ginkgosamen nicht nur als Delikatesse geschätzt, sondern auch als Heilmittel eingesetzt und zwar vor allem gegen Asthma, Husten, Reizblase, eitrige Schleimhautabsonderung (Blenorrhoe), Scheidenausfluß und Alkoholmißbrauch. Bereits im Arzneidrogenbuch ›Pen-Ts'ao Kang Mu‹ von 1596, das auch heute noch in der Traditionellen Chinesischen Medizin verwendet wird, sind die Ginkgosamen mit diesen Indikationen angeführt, außerdem gibt es darin auch den Hinweis auf eine krebshemmende und wurmtötende Wirkung der rohen und einen verdauungsfördernden Einfluß der gekochten Samen.

Einsatz von Ginkgo in der Traditionellen Chinesischen Medizin

	Ginkgosamen (*Bai guo*)	**Ginkgoblätter** (*Yin xing ye*)
Geschmacksrichtung	süß, bitter, herb	süß, bitter, herb
Temperaturausstrahlung	neutral	neutral
Toxizität	schwach giftig	–
Wirkungsbereich	Lunge, Nieren	Lunge, Herz
Anwendung	Husten, Asthma, Schwindel, Ohrensausen, Bettnässen (Enuresis), Alkoholvergiftung, Nervosität, Tuberkulose, Scheidenausfluß	Bluthochdruck, Angina pectoris, Ohrensausen, Asthma
Gegenanzeigen	–	–
Tagesdosis	6–9 g als Tee	6–9 g als Tee, bei Asthma Inhalation der Abkochung
Nebenwirkungen	bei Überdosierung Hautausschlag, Kopfschmerzen, Fieber, Zittern, Reizbarkeit, Atembeschwerden	nicht bekannt

Neuere Darstellungen der traditionellen chinesischen Heilpflanzen geben an: lungenadstringierend, gegen Keuchhusten wirkend, Harnausscheidung und Scheidenausfluß einschränkend.

Die TCM bevorzugte die Samen. Die Gingkoblätter wurden vor allem in der chinesischen Volksmedizin eingesetzt, die sie unter anderem äußerlich als Wundpflaster und – gekocht und zu Brei verarbeitet – gegen Frostbeulen anwendete. Heute kennt sowohl die Volksmedizin als auch die TCM den Einsatz der Ginkgoblätter.

Wichtig! Für die Selbstbehandlung ist die Pflanzenheilkunde der TCM nicht geeignet. Eine Liste von Ärzten, die TCM ausüben, gibt es bei der Internationalen Gesellschaft für Traditionelle Chinesische Medizin (siehe Adressenliste im Anhang).

In der Homöopathie

Seit den dreißiger Jahren wird Ginkgo auch in der Homöopathie eingesetzt. Die Homöopathie ist eine Heilmethode, die auf den deutschen Arzt Samuel Hahnemann (1755–1843) zurückgeht und auf bestimmten Grundprinzipien basiert, aus denen sie ihre ganz eigenen Vorgehensweisen ableitet.

Grundprinzipien

»Ähnliches mit Ähnlichem heilen« (»Similia similibus curantur«) – auf diese Forderung kam Hahnemann durch eine eher zufällige Entdeckung. Er beschäftigte sich mit der Chinarinde, einem Arzneimittel gegen Malaria. In einem Selbstversuch nahm er Chinarinde ein und stellte bald darauf Malariasymptome an sich fest. In der Folge prüfte er an sich, an Verwandten und Freunden verschiedene Arzneistoffe aus Pflanzen, Tieren und Mineralien und notierte die verschiedenen Symptome, die die Prüfpersonen als Reaktion auf die Stoffe zeigten. Er kam so durch Arzneimittelprüfungen an Gesunden zu Arzneimittelbildern. Er folgerte, daß er einem Kranken helfen könne, wenn er ihm ein Mittel verabreicht, das beim Gesunden solche Symptome hervorruft, wie sie der Kranke zeigt. Das Mittel soll also Symptome nicht unterdrücken, sondern den Organismus dazu anregen, sich mit der Krankheit aktiv auseinanderzusetzen.

Die homöopathische Lehre geht davon aus, daß der Mensch nur dann erkrankt, wenn seine Lebenskraft geschwächt ist. Nicht das Herz, die Blutgefäße, das Gehirn oder der Magen sind erkrankt, sondern der gesamte Mensch. Die Krankheit äußert sich daher auch nicht nur in einem Organ, sondern in vielfältigen Symptomen auf körperlicher, psychischer und geistiger Ebene.

Heilweise der Homöopathie

Homöopathische Anamnese

Seriöse Homöopathen stellen zunächst eine exakte Diagnose, wenn erforderlich auch unter Einsatz aller verfügbaren technischen Hilfsmittel, um anschließend entscheiden zu können, ob eine homöopathische Behandlung sinnvoll ist oder ob eine Kausaltherapie, etwa eine Behandlung mit Antibiotika bei schweren Infektionen, nötig ist. Bietet sich Homöopathie an, so muß die homöopathische Anamnese erfolgen. Der Homöopath fragt den Patienten dabei ausführlich nach körperlichen, psychischen und geistigen Symptomen, etwa ob die Schmerzen dumpf oder reißend sind, ob sie sich im Tagesverlauf verändern, ob sie von Unruhe- oder Angstgefühlen begleitet sind, ob Appetit auf bestimmte Speisen besteht und vieles mehr.

Homöopathische Arzneimittelwahl

Die Wahl des passenden Arzneimittels hängt stark davon ab, wie sorgfältig das Krankheitsbild in allen seinen Symptomen erfaßt wurde. Nur dann kann auch das Arzneimittel gefunden werden, das »paßt«. Dieses sogenannte Simile ruft bei der Arzneimittelprüfung mit gesunden Probanden an diesen die Symptome hervor, die der Kranke zeigt. So werden beispielsweise homöopathische Verdünnungen der Küchenzwiebel *Allium cepa* gegen Fließschnupfen und Augenbindehautentzündung angewendet. – Jeder von uns kennt die Erscheinungen an Nase und Augen beim Zwiebelschneiden. – Es gibt auch Arzneimittel, mit denen (noch) keine umfassende Arzneimittelprüfung durchgeführt wurde, von denen man aber erfahrungsmedizinisch weiß, daß sie bei einem bestimmten Krankheitsbild helfen.

Herstellung der homöopathischen Arzneimittel

Die Homöopathie verwendet für ihre Arzneimittel pflanzliche, tierische, mineralische, metallische Stoffe und inzwischen auch Stoffe aus der chemischen Industrie. Die Herstellung ist durch Vorschriften des Homöopathischen Arzneibuchs (HAB) amtlich festgelegt. Sie erfolgt in zwei Stufen:

Zunächst wird aus dem Stoff auf eine bestimmte Weise die *Ursubstanz* (Symbol Ø) gewonnen. Bei pflanzlichen Mitteln handelt es sich meist um eine Urtinktur, also einen alkoholischen Auszug aus der Pflanze. Bereits die Ursubstanz oder Urtinktur wird in vielen Fällen als homöopathisches Arzneimittel eingesetzt. So gibt es auch eine Urtinktur *Ginkgo biloba e foliis sicc.* Ø.

Besonders wichtig ist aber in der Homöopathie der 2. Schritt der Herstellung eines Arzneimittels, die *Potenzierung*. Hahnemann kam dazu, weil er eine zu starke Wirkung des Mittels auf die Erkrankten vermeiden wollte. Bei der häufig angewendeten Dezimalpotenzierung wird ein Teil Ursubstanz mit 9 Teilen Ethanol durch kräftiges Schütteln vermischt oder, bei festen Substanzen, mit Milchzucker über eine bestimmte Zeit im Mörser verrieben. Das Ergebnis ist die sogenannte D1. Die D2 erhält man, indem man einen Teil der D1 mit 9 Teilen Ethanol verschüttelt usw. Während in Deutschland die Dezimalpotenzen am häufigsten sind, werden in anderen Ländern, z. B. in Frankreich, besonders die C-Potenzen (C1: 1 Teil Ursubstanz mit 99 Teilen Trägersubstanz vermischt) verwendet. Wie Hahnemann feststellen konnte, wirkt in einem Arzneimittel nicht nur die Substanz, sondern in ganz besonderer Weise die Verschüttelung, so daß die potenzierten Arzneien vielfach sehr viel wirksamer sind als die Ursubstanz. Die Wahl der richtigen Potenz eines Arzneimittels bedarf der Erfahrung. Homöopathische Mittel können als Lösung (Tropfen), als Pulver, als Tabletten oder Kügelchen (Globuli) oder auch als Injektionen verabreicht werden.

Erstverschlimmerung
Häufig kommt es in den ersten Tagen einer homöopathischen Behandlung zu einer Intensivierung der Symptome, der sogenannten Erstverschlimmerung. Homöopathen deuten dieses Phänomen als Hinweis, daß es sich um das richtige Mittel handelt und daß der Körper sich nun aktiv mit der Krankheit auseinandersetzt. Manchmal wird eine Verringerung der Dosis oder eine Einnahmepause verordnet. Die Symptome der Erstverschlimmerung sind im allgemeinen harmlos und gehen von allein zurück.

Einzelmittel und Komplexmittel
Während Hahnemann und die klassischen Homöopathen nur die Mittel, die aus einem einzigen Arzneistoff bestehen, gelten lassen, gibt es inzwischen viele Ärzte, die gute Erfahrungen mit den von verschiedenen Firmen angebotenen Komplexmitteln gemacht haben. Im Beipackzettel sind bei Einzelmitteln im allgemeinen keine Indikationen angegeben, da das Mittel aufgrund von sorgfältig erhobenen Symptomen eingesetzt wird – zum Beispiel bei Schmerzen, die mit Erregung und bestimmten an-

deren Symptomen einhergehen. Es leuchtet ein, daß solche »passenden« Mittel nur von geschulten und erfahrenen Homöopathen für den jeweiligen Patienten herausgefunden werden können. Komplexmittel enthalten mehrere homöopathische Arzneimittel und beziehen sich auf bestimmte Diagnosen wie Bronchitis, Mandelentzündung oder auf Befindensstörungen wie Kopfschmerzen, Begleiterscheinungen banaler Erkältungen, Nervosität. Wurde bei solchen Störungen des Befindens eine schwerwiegende Krankheit ausgeschlossen, sind Komplexmittel auch für die Selbstbehandlung geeignet. Grundsätzlich gilt jedoch:

Eine homöopathische Behandlung braucht Wissen, Sorgfalt und Intuition. Wenn Sie es mit Homöopathie versuchen wollen, können Sie sich vom Bundesverband Patienten für Homöopathie (BPH) eine Ärzteliste für Ihren Postleitzahlenbereich schicken lassen (siehe Adressenliste im Anhang).

Ginkgo biloba als Homöotherapeutikum

Aus den frischen Blättern des Ginkgos wird die Urtinktur hergestellt; aus dieser erhält man durch Potenzieren die verschiedenen Verdünnungen (Potenzen). Ginkgo biloba ist sowohl als Einzelmittel als auch als Komplexmittel verfügbar.

Einzelmittel Ginkgo biloba

Erst in neuerer Zeit wurden Arzneimittelprüfungen zu Ginkgo durchgeführt, so daß bald ein vollständiges Arzneimittelbild vorliegen dürfte. Für dieses Einzelmittel gibt es vor allem drei Anwendungsbereiche, von denen jeder mit bestimmten Symptomen verbunden sein muß:

1. linksseitige Mandelentzündung.
   Hauptsymptom: Bedürfnis zum Räuspern.
2. linksseitiger Kopfschmerz.

Hauptsymptom: wird durch Kälte und kalte Luft ver schlechtert, durch Liegen und Ruhe gebessert.
3. Schreibkrampf, der mit Zittern verbunden sein kann.

Das Einzelmittel Ginkgo biloba wird in Urtinktur und in verschiedenen Potenzen von mehreren Firmen angeboten (beispielsweise Deutsche Homöopathie-Union, Hevert, Loges).

Eine Selbstbehandlung ist in diesem Fall nicht sinnvoll.

Homöopathische Komplexmittel mit Ginkgo biloba (ohne Anspruch auf Vollständigkeit)

Präparat	Zusammensetzung	Darreichungsform	Anwendung
Cefafora	Ginkgo biloba Ø (Urtinktur), Viscum album (Mistel) Ø, Crataegus (Weißdorn) Ø	Tropfen (mit Alkohol)	Durchblutungsstörungen
Cereginkgo	Ginkgo biloba Ø und andere Mittel in verschiedenen Potenzen	Tropfen (mit Alkohol)	Beruhigung, Nerven, Aufbau
Ginkgo biloba comp.-Hevert®	Ginkgo biloba D3, Aurum colloidale D8	Tropfen (mit Alkohol)	Mangeldurchblutung, arteriosklerotische Beschwerden, Gefäßschäden bei Diabetikern und Nikotinmißbrauch
metaginkgo®	Ginkgo biloba Ø und andere Mittel in verschiedenen Potenzen	Tropfen (mit Alkohol)	periphere arterielle Durchblutungsstörungen, pektanginöse Beschwerden, vaskulärer Kopfschmerz
Spirapharm	Ginkgo biloba D3 und andere Mittel in Urtinkturen oder Potenzen	Tropfen (mit Alkohol)	Arterielle, venöse Durchblutungsstörungen, Spasmen der Gefäße

Komplexmittel mit Ginkgo biloba
Es sind verschiedene Komplexmittel im Handel erhältlich, die in erster Linie gegen arterielle Durchblutungsstörungen im Gehirn und in den Armen und Beinen verwendet werden. Je nachdem, welche anderen homöopathischen Arzneimittel außer Ginkgo das Präparat noch enthält, werden weitere Anwendungsbereiche angegeben, etwa Nervenschwäche.

Eine Selbstbehandlung könnte, wenn keine schwerwiegende Erkrankung vorliegt, in manchen Fällen sinnvoll sein.

In der Volksmedizin

China

Während in der Traditionellen Chinesischen Medizin die Ginkgosamen stets eine größere Rolle gespielt haben, bevorzugte die chinesische Volksmedizin seit jeher die Ginkgoblätter und kennt für sie verschiedene Einsatzmöglichkeiten:

- äußerliche Anwendung als Wundpflaster,
- Auflage der zu Brei verkochten Blätter auf Frostbeulen,
- Aufguß mit heißem Wasser und Inhalation der aufsteigenden Dämpfe gegen Asthma und Bronchitis,
- innerliche Anwendung als Tee oder Abkochung insbesondere gegen Husten, Lungentuberkulose, Scheidenausfluß, gestörte Spermienbildung beim Mann, erhöhte Blutfettwerte, Magen-Darm-Verstimmung.

Europa

Wie in Kapitel 2 berichtet, wurden die ersten Ginkgos in Europa im 18. Jahrhundert gepflanzt – Exoten, die, anders als die heimischen Bäume, keinen Eingang in die auf jahrhundertealten

Überlieferungen beruhende Volksmedizin fanden. Lediglich in Frankreich wurden schon vor längerer Zeit Zubereitungen aus den Ginkgoblättern volksmedizinisch bei Venenerkrankungen eingesetzt.

Erst infolge seines Siegeszugs als modernes Pflanzenheilmittel beginnt Ginkgo auch hierzulande langsam in die Volksmedizin einzudringen. So trinken manche Menschen Ginkgotee und empfinden ihn als wohltuend.

In ›Dumont's Große Kräuter-Enzyklopädie‹ von 1996 – einer Übersetzung eines englischen Werks von 1995 – finden sich Anwendungsgebiete für Ginkgoblätter in Verbindung mit anderen Pflanzen, wobei allerdings nähere Angaben fehlen: mit Linde (*Tilia cordata*) bei Arteriosklerose, mit Weißdorn (*Crataegus laevigata*) bei Herz- und Kreislaufstörungen, mit Steinklee (*Melilotus officinalis*) bei Venenbeschwerden, mit Huflattich (*Tussilago farfara*) oder mit Maulbeerbaum (*Morus alba*) bei Asthma und Husten.

Eingang in die Volksmedizin könnten insbesondere Teemischungen finden, die Ginkgo und Weißdorn kombinieren. Weißdornblüten, -blätter oder -früchte verbessern die Herz- und Kreislauffunktion. Sie sind deshalb seit langem in der Volksmedizin geschätzt. Wissenschaftliche Studien mit Extrakten aus Weißdornblüten und -früchten haben diesen Effekt bestätigt. Die Extrakte steigern vor allem die Durchblutung der Herzkranzgefäße und wirken auch günstig auf Herzrhythmusstörungen ein.

Wichtig! Bitte beachten Sie bei den folgenden Rezepten, daß Ginkgoblätter in Einzelfällen allergische Reaktionen auslösen können.

Als Durstlöscher und Flüssigkeitsspender ist diese wohlschmeckende Teemischung geeignet:

Ginkgoblätter-Teemischung

Bestandteile: 30 g Ginkgoblätter
30 g Weißdornblüten
30 g Hagebuttenfrüchte mit Samen
10 g Hibiskusblüten (oder 10 g Melissenblätter oder 10 g Pfefferminzblätter)

Zubereitung: Übergießen Sie einen gehäuften Teelöffel der Mischung mit einem Viertelliter kochendem Wasser. 10 Minuten ziehen lassen und dann abgießen. Nach Belieben können Sie den Tee mit Honig süßen.

Kalte Füße und Hände sind eine lästige Erscheinung, unter der vor allem viele Frauen leiden. Helfen kann ein warmes Fußbad, dem man einen Ginkgoblätter-Aufguß zusetzt:

Ginkgo-Fußbad gegen kalte Füße

Zutaten: 20 g Ginkgoblätter
1/2 l Wasser, Fußwanne (ersatzweise Eimer)
1 Eßlöffel Salz

Durchführung: Überbrühen Sie die Ginkgoblätter mit dem kochenden Wasser, lassen Sie sie 10 Minuten ziehen und seihen Sie ab. Diesen Aufguß geben Sie zusammen mit 1 Eßlöffel Salz und warmem Wasser in die Fußwanne. Die Temperatur des Fußbads sollte 36–38 °C betragen, das Wasser bis zu den Waden reichen. Badedauer: 5–10 Minuten.
Sie können das Fußbad auch als Wechselbad durchführen: Dazu brauchen Sie ein zweites Gefäß mit kaltem Leitungswasser. Bleiben Sie zunächst mit den Beinen 5–10 Minuten im warmen Wasser, wechseln Sie dann für 5–30 Sekunden in das Gefäß mit dem kalten Wasser. Diesen Wechsel kann man 2–3mal durchführen. Überprüfen Sie nach einiger Zeit die Temperatur Ihres warmen Wassers und gießen Sie gegebenenfalls etwas heißes Wasser nach. Abschließen sollte man das Wechselbad mit der Kaltanwendung.

In der neuen europäischen Pflanzenheilkunde (Phytotherapie)

Phytotherapie und Phytopharmaka

Die moderne Phytotherapie hat sich aus der jahrhunderte- oder jahrtausendealten Kräutermedizin entwickelt. Sie beschäftigt sich mit der Anwendung von Arzneimitteln, die aus Pflanzen hergestellt sind. Als Teil der heutigen naturwissenschaftlich orientierten Medizin versteht die Phytotherapie unter Phytopharmaka Arzneimittel,

- die aus Pflanzen oder Zubereitungen von Pflanzen bestehen,
- die Mindestgehalte an Wirkstoffen haben,
- deren Wirkung, Wirksamkeit und Unbedenklichkeit belegt ist.

Für die Prüfung und Zulassung auch der pflanzlichen Arzneimittel ist das Bundesinstitut für Arzneimittel und Medizinprodukte zuständig.

Zubereitungen von Phytopharmaka

Pflanzliche Arzneimittel gibt es in unterschiedlichen Zubereitungen, beispielsweise als

- *Teeaufguß*: Geschnittene oder pulverisierte Pflanzen oder Teile von Pflanzen, Früchte oder Samen werden mit heißem Wasser übergossen und nach einer bestimmten Auszugszeit abgefiltert.
- *Preßsäfte*: Sie werden durch Auspressen frischer Pflanzenteile gewonnen.
- *Extrakte*: Getrockneten Pflanzenteilen wird ein Lösungsmittel (Wasser, Alkohol, Wasser-Alkohol-Gemisch, Aceton-Wasser-Gemisch oder anderes) zugesetzt, das bestimmte Inhaltsstoffe der Pflanzen herauslöst.

  Extrakte werden in der Phytotherapie besonders häufig verwendet. Pflanzliche *Monopräparate* enthalten Extrakte aus einer Pflanze, *Kombinationspräparate* aus mehreren Pflanzen. Durch Trocknung entsteht aus einem *Flüssigextrakt* ein *Trockenextrakt*. Die Extrakte können den Patienten dann in verschiedenen Formen wie Tropfen, Tabletten, Kapseln, Dragees, Säften, Infusionen verabreicht werden.

Mindestgehalte an Wirkstoffen

Extrakte aus Pflanzen ein und derselben Art können sich hinsichtlich des Gehalts an Wirkstoffen deutlich unterscheiden. Bei der Herstellung kommt es vor allem darauf an,

- welcher Pflanzenteil verwendet wird (ganze Pflanze, Blätter, Wurzeln, Blüten oder Früchte). Dieses Ausgangsmaterial heißt »Droge« (nicht zu verwechseln mit den süchtig machenden Rauschdrogen). Bei Ginkgo heißt die Droge »getrocknete Blätter«.
- welche Qualität das Ausgangsmaterial, also die Droge, besitzt. Unterschiedliche Böden, unterschiedliche Erntezeitpunkte und ähnliches können auch unterschiedliche Qualitäten entstehen lassen.
- welches Lösungsmittel verwendet wird,
- wie das Herstellungsverfahren abläuft.

Indem man solche wichtigen Bedingungen beachtet, ist es heute möglich, Extrakte herzustellen, die bestimmte Gehalte an Wirkstoffen haben. Ein solcher Extrakt, der auf eine (oder mehrere) Wirkstoffgruppen »eingestellt« ist, heißt »standardisierter Extrakt«. Das Verfahren, solche Extrakte mit stets gleichbleibender Wirkstoffkonzentration herzustellen, heißt Standardisierung.

Nachweis von Wirkung und Wirksamkeit von Phytopharmaka

Für die Zulassung eines Arzneimittels muß der wissenschaftliche Nachweis seiner Wirkung im Experiment an Zellkulturen (oder leider immer noch Versuchstieren) und seiner Wirksamkeit bei bestimmten Krankheiten oder Beschwerden in klinischen Beobachtungen an Patienten erbracht werden. Dieser Nachweis ist bei Pflanzenheilmitteln oft nicht so leicht so führen wie bei synthetischen Medikamenten. Pflanzliche Mittel haben oftmals eine sehr milde Wirkung, die dazu häufig erst nach längerer Zeit eintritt. Daher spielen auch ärztliche Erfahrung mit einem Mittel und das Patientenurteil bei der Bewertung gerade eines Phytopharmakums eine Rolle.

Für eine Reihe von Monoextrakten gibt es inzwischen wissenschaftlich einwandfreie klinische Wirksamkeitsnachweise, also Nachweise, die durch gezielte und kontrollierte Beobachtungen an Kranken beim Einsatz dieses Mittels gemacht wurden. Beispiele hierfür sind Weißdorn-, Brennessel- und Johanniskrautextrakte. Auch für Ginkgoextrakt konnte in den letzten Jahren die Wirksamkeit in zahlreichen Studien belegt werden; er ist ein besonders gut untersuchtes Pflanzenheilmittel.

Einführung von Ginkgo biloba in die naturwissenschaftlich orientierte Medizin

Wie bereits erwähnt, fand Ginkgo nach seiner Einführung in Europa lange Zeit weder Eingang in die Volksmedizin noch in die naturwissenschaftlich orientierte Medizin. In Deutschland wurde in manchen Pharmaziebüchern lediglich die verdauungsfördernde Wirkung von Ginkgosamen erwähnt, auf die bereits der Ginkgoentdecker Engelbert Kaempfer hingewiesen hatte. Ab den zwanziger Jahren dieses Jahrhunderts erforschte man in Japan und anderswo die Inhaltsstoffe von Ginkgoblättern und -samen und testete im Labor ihre Wirkung auf Zellkulturen und bei Versuchstieren. Angeregt durch diese Untersuchungen begann man in den Laboratorien der Arzneimittelfirma Dr. Willmar Schwabe in den sechziger Jahren mit Trockenextrakten zu experimentieren. Man stellte fest, daß ein nach einem bestimmten Verfahren gewonnener Ginkgoblattextrakt durchblutungsfördernde Eigenschaften besitzt. 1965 wurde der erste Ginkgoextrakt registriert. Seither ist Ginkgoblattextrakt ein wichtiges Pflanzenheilmittel vor allem gegen Hirnleistungsstörungen und Durchblutungsstörungen der Beine.

Ginkgoextrakt – ein modernes Pflanzenheilmittel

Inhaltsstoffe

Die Wirkung von Arzneipflanzen beruht nicht auf einem einzigen Inhaltsstoff, sondern verschiedene Wirkstoffe, Begleitstoffe und Ballaststoffe, die im einzelnen oft noch gar nicht bekannt sind, wirken zusammen und ergeben das Gesamtpotential. So gilt beispielsweise Azulen als der Hauptwirkstoff der Kamille. Azulen allein ist aber nicht so heilsam wie Zubereitungen aus der ganzen Pflanze, in der alle Inhaltsstoffe zusammen eine bestimmte Wirkung erzielen. Mit den verbesserten Analysemethoden in der Chemie begann man sich im vorigen Jahrhundert auch für die Inhaltsstoffe von Heilpflanzen zu interessieren. Bereits zu Beginn des 19. Jahrhunderts regte der Botaniker de Candolle an, das Öl der Ginkgosamen chemisch zu untersuchen, was aber zu keinem verwertbaren Ergebnis führte.

Flavonoide und Terpenoide als wichtigste Wirkstoffgruppen im Ginkgoblatt

Ginkgoblätter begann man erst ab den zwanziger Jahren dieses Jahrhunderts auf ihre Inhaltsstoffe hin zu untersuchen. Inzwischen sind aus den Blättern viele verschiedene Substanzen gewonnen worden. Die arzneiliche Wirkung dieser Pflanzenteile beruht vor allem auf zwei Stoffgruppen, den Flavonoiden und den Terpenoiden.

Flavonoide finden sich in vielen Pflanzen, sind häufig für die Farbe von Blüten und Früchten verantwortlich und kommen –

als sekundäre Pflanzenstoffe mit oft heilendem Charakter – in vielen Arznei- und Gemüsepflanzen besonders reichlich vor. Pilze und Bakterien besitzen dagegen keine Flavonoide. Viele Flavonoide haben für den Menschen heilsame Wirkungen. Im Ginkgoblatt handelt es sich vor allem um die als *Glykoflavonglykoside* vorliegenden Flavonole *Quercetin*, *Isorhamnetin* und *Kämpferol*. Letzteres verdankt seinen Namen dem Ginkgoentdecker Engelbert Kaempfer. Allerdings hat man die Substanz bereits im 19. Jahrhundert nicht in Ginkgo, sondern in anderen Pflanzen festgestellt und nach Kaempfer benannt. Als Ginkgoblatt-Inhaltsstoffe kommen noch verschiedene andere Flavonoidgruppen, etwa *Proanthocyanidine*, vor. In geringen Mengen sind in Ginkgo auch Flavonoide mit unerwünschten Eigenschaften vorhanden, wie zum Beispiel die Biflavone *Ginkgetin* und *Bilobetin*.

Terpenoide sind Verbindungen, die im Pflanzen- und Tierreich weit verbreitet sind. Zu ihnen gehören etwa auch das β-Carotin und das Cholesterin. Im Ginkgoblatt wirken die Terpenlactone: *Bilobalid* und vier verschiedene *Ginkgolide* (A, B, C, J). Bilobalid und Ginkgolide sind Substanzen, die man bisher nur in Ginkgo und nicht in anderen Organismen gefunden hat. Ginkgolid J wurde erst 1987 in den Blättern entdeckt.

Neben den Flavonoiden Ginkgetin und Bilobetin gehört auch die *Ginkgolsäure* zu den Inhaltsstoffen mit unerwünschten Eigenschaften. Sie wirkt hautreizend und kann Allergien auslösen. Vermutlich tragen diese giftigen Verbindungen dazu bei, daß die Pflanze so widerstandsfähig gegen Krankheitserreger und Schädlinge ist. Es wurden noch Vertreter verschiedener anderer Stoffgruppen im Ginkgoblatt festgestellt, etwa Wachse, Carotinoide, organische Säuren und Kohlenhydrate.

Auch beim Ginkgoblatt ist es nicht ein einzelner Stoff oder eine Stoffgruppe, die arzneilich wirken, sondern die Wirkstoffe und die Begleitstoffe ergänzen sich gegenseitig.

Inhaltsstoffe der Samen

Bislang wurde insbesondere die fleischige Außenhülle der Samen untersucht. Sie enthält *Ginkgolsäure* in wesentlich höherer Konzentration als die Blätter, dazu noch andere giftig und stark hautreizend wirkende Substanzen, etwa *Bilobol*, *Ginnol*, *Ginnon*, *4'-Methoxypyridoxin*. Wenn man – was nicht zu empfehlen ist – die Außenschicht mit ungeschützten Händen entfernt, um an die Samenkerne, die »Ginkgonüsse« zu kommen, so kann man die hautreizende Wirkung erfahren. In Japan ist diese als »Ginkgo-Dermatitis« bekannt. Starke Entzündungen des Magen-Darm-Trakts und der Nieren würden, jedenfalls beim Menschen, nach dem Verzehr der Außenschicht auftreten. Für Heilzwecke in der chinesischen Medizin werden, wie bereits erläutert, die Samenkerne verwendet. Die erwähnten Nebenwirkungen bei Überdosierung beziehungsweise übermäßigem Verzehr gehen wohl insbesondere auf den Gehalt an *4'-Methoxypyridoxin* zurück.

Die Qualität von Ginkgoextrakten

Die Ginkgo-Spezialextrakte EGb 761 und LI 1370

Bei der Verwendung von Heilpflanzen als Tee oder Abkochung ist die Wirkung bisweilen zu schwach oder zu unsicher, da die heilsamen Inhaltsstoffe in sehr unterschiedlicher Konzentration vorliegen können, je nach dem Standort der Pflanzen, der Intensität der Sonneneinstrahlung und anderen Faktoren. Dieses Problem stellt sich auch bei den Ginkgoblättern.

Als man sich in der pharmazeutischen Forschung für Ginkgo zu interessieren begann und man die Inhaltsstoffe der Ginkgoblätter analysiert hatte, bemühte man sich, solche Extrakte herzustellen, die die als pharmazeutisch wirksam erkannten Stoffe in ausreichender und gleichbleibender Konzentration enthalten. Die Firma Dr. Willmar Schwabe brachte den ersten standardisierten Ginkgo-Spezialextrakt unter dem Namen EGb 761 auf den Markt. Er wird für die Arzneimittel Tebonin® und Rökan® verwendet. Die Firma Lichtwer Pharma GmbH entwickelte später den Ginkgo-Spezialextrakt LI 1370, der in ihrem Ginkgopräparat Kaveri® enthalten ist.

An diesen Ginkgo-Spezialextrakten orientierte sich die Kommission E des ehemaligen Bundesgesundheitsamts, als sie 1994 Ginkgopräparate in zwei Monographien bewertete. Positiv wurde ein *Trockenextrakt (35 – 67 : 1) aus Ginkgo-biloba-Blättern extrahiert mit Aceton-Wasser* bewertet.

Herstellung der Ginkgoextrakte

- Beide Spezialextrakte sind aus grünen, getrockneten Ginkgoblättern hergestellt. Diese wurden früher aus Ostasien bezogen, stammen heute jedoch meist von Plantagen in den USA oder in Frankreich. So können auch Anbau und Erntebedingungen kontrolliert werden. Geerntet wird zu Herbstbeginn, weil da die Blätter den höchsten Wirkstoffgehalt haben. Damit die Blätter weder gären noch von Schimmel befallen werden, trocknet man sie sofort nach der Ernte und preßt sie zu Ballen.
- Die getrockneten und zermahlenen Blätter werden mit Aceton »ausgezogen«. Das Ergebnis ist der Primärextrakt.
- Nun folgen zahlreiche Verfahrensschritte, bei denen neben Aceton noch andere Lösungsmittel wie Wasser und Alkohole eingesetzt werden, um den Extrakt zu reinigen, die erwünschten Inhaltsstoffe anzureichern und unerwünschte Substanzen (vor allem Ginkgolsäuren und die Biflavone Ginkgetin und Bilobetin) abzutrennen. So erhält man schließlich aus 50 Teilen getrockneter Blätter im Mittel 1 Teil Spezialextrakt, also ein Verhältnis 50 zu 1 (50 : 1). Da dieses Verhältnis schwanken kann, erfolgt die Angabe entsprechend der Monographie häufig als: 35 – 67 : 1.

  Dieser Ginkgoextrakt unterscheidet sich in seiner Herstellung, seinen Bestandteilen und seiner Wirkung von der homöopathischen Urtinktur.

Bestandteile der Ginkgoextrakte

Die Ginkgo-Spezialextrakte EGb 761 und LI 1370 enthalten aufgrund der Standardisierung:

- 24 % (EGb 371) beziehungsweise 25 % (LI 1370) Ginkgoflavonglykoside,
- 6 % Terpenlactone: 3,1 % Ginkgolide A, B und C und 2,9 % Bilobalid (EGb 371) beziehungsweise Ginkgolide und Bilobalid je etwa zur Hälfte (LI 1370),
- unter 5 ppm Ginkgolsäuren (ppm = parts per million, das heißt 1 Millionstel von der Gesamtmenge.)

In der Monographie der Kommission E wird für den positiv bewerteten Ginkgo-Trockenextrakt vorgegeben:

- 22 bis 27 % Flavonglykoside
- 5–7 % Terpenlactone, davon ca. 2,8–3,4 % Ginkgolide A, B und C sowie ca. 2,6–3,2 % Bilobalid,
- unter 5 ppm Ginkgolsäuren.

Inzwischen entsprechen die meisten der in Apotheken erhältlichen Ginkgopräparate den Vorgaben der Monographie in Hinblick auf Herstellung und Bestandteile ihres Trockenextrakts (siehe Kapitel 7).

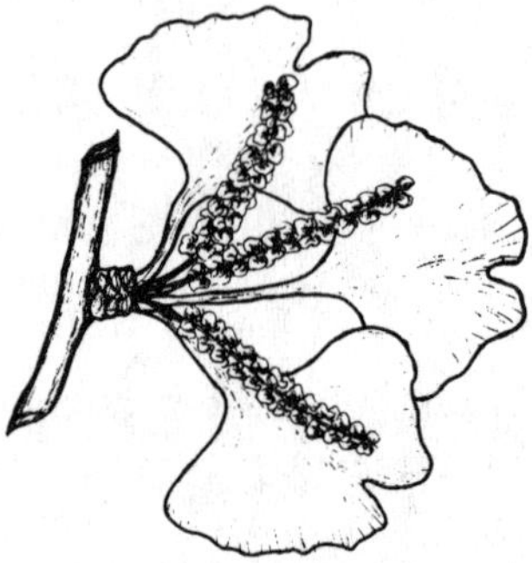

Ginkgo,
Blätter und
männliche Blüten

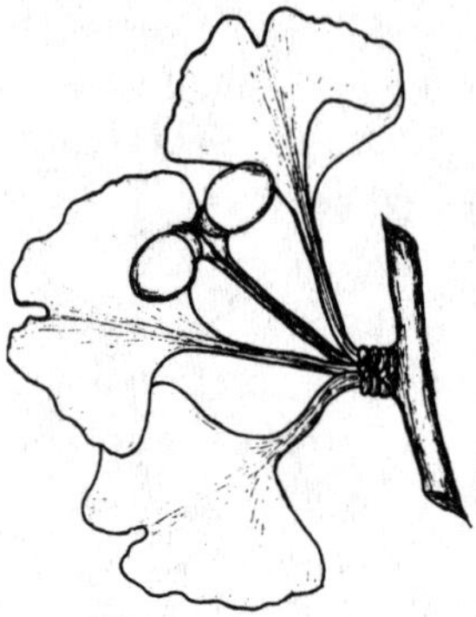

Ginkgo,
Blätter und reifende
Samen

7. Ginkgoextrakt verbessert die Durchblutung

Wie verschiedene Untersuchungsreihen ergeben haben, besitzen Ginkgoextrakte eine durchblutungsfördernde Wirkung. Sie werden deshalb gegen die heute so weit verbreiteten arteriellen Durchblutungsstörungen eingesetzt, die nicht nur bei älteren, sondern auch schon bei jüngeren Menschen auftreten können.

Durchblutungsstörungen können die Ursache von Befindlichkeitsstörungen bis hin zu schwersten lebensbedrohlichen Krankheiten wie Schlaganfall und Herzinfarkt sein. Für Durchblutungsstörungen gibt es kein einheitliches Krankheitsbild, sondern sie verursachen verschiedene Symptome und Beschwerden. Auf einige von ihnen geht das Kapitel 8 ein.

Durchblutung – Grundlage der Lebensvorgänge im Körper

Unser Körper und unsere Organe können nur leben und ihre Funktionen erfüllen, wenn sie ausreichend mit Blut versorgt sind. Das Blut hat eine Fülle von Aufgaben:

- Sauerstoffversorgung der Zellen und Gewebe,
- Nährstoffversorgung der Zellen und Gewebe,
- Transport von Hormonen, Vitaminen, Enzymen im Körper,
- Transport von Immunzellen und körpereigenen Abwehrstoffen,
- Abtransport von Abfallstoffen (Kohlendioxid, Harnstoff) und Giftstoffen von den Zellen und Geweben zu den Ausscheidungsorganen,
- Verteilung von Wasser und Mineralstoffen im Körper,
- Beteiligung am Wärmehaushalt des Organismus.

Ohne Sauerstoff können wir nicht leben

Unsere Gewebe und Organe brauchen *Nährstoffe*: als Baumaterial für die Zellen und als Energiespender für die Lebensvorgänge. Diese Nährstoffe nimmt das Blut aus dem Dünndarm auf: als Aminosäuren (aus der Eiweißverdauung), als Traubenzucker (aus der Kohlenhydratverdauung) und als Fettsäuren und Glycerin (aus der Fettverdauung). Damit die Zelle aus den angelieferten Nährstoffen Energie gewinnen kann, braucht sie *Sauerstoff*, der gleichfalls vom Blut angeliefert wird.

Die einzelnen Organe und Gewebe reagieren unterschiedlich empfindlich auf Sauerstoffmangel. Das Gehirn hat einen so großen Sauerstoffbedarf, daß seine Zellen bereits nach einigen Sekunden geschädigt werden und nach wenigen Minuten ohne Sauerstoffzufuhr absterben. Sauerstofftransporteure im Blut sind die *roten Blutkörperchen* oder *Erythrocyten*. In jedem Milliliter Blut hat der gesunde Mensch 4,5–5 Millionen dieser Zellen, die eine besonders starke Bindungsfähigkeit für Sauerstoff haben. Die Sauerstoffbindung besorgt der rote Blutfarbstoff, das eisenhaltige Hämoglobin. Da die roten Blutkörperchen auch die kleinsten Arteriolen und Kapillaren durchfließen müssen, um alle Stellen des Körpers mit Sauerstoff zu versorgen, sind sie hochelastisch und können sich stark verformen.

Unser Blutkreislauf

Das Blut fließt in Blutgefäßen und durchläuft in unserem Körper einem *Blutkreislauf*: Sauerstoffreiches Blut gelangt von der linken Herzkammer über *Arterien (Schlagadern)*, die sich in kleinste *Arteriolen* und schließlich in feinste *Blutkapillaren* aufzweigen, in alle Bereiche des Körpers. In den Blutkapillaren findet der Gasaustausch statt: Sauerstoff wird an das Gewebe abgegeben, Kohlendioxid aus dem Gewebe aufgenommen. Über kleinste Venolen, die sich zu Venen vereinigen, fließt das Blut über die Leber zurück zum Herzen und wird von der rechten Herzkammer in die Lunge gepumpt. Dort sind die Lungenbläschen die Orte des Gasaustauschs: Kohlendioxid wird abgegeben, Sauerstoff aufgenommen. Das nun »frische«, sauerstoffreiche Blut fließt zurück zum Herzen, der Kreislauf beginnt von neuem. Unser Herz schlägt in einer Minute 60–70mal und pumpt in dieser Zeit 5–6 Liter Blut, das entspricht fast der gesamten Blutmenge unseres Körpers. Wenn wir uns körperlich anstrengen, kann sich diese Pumpleistung bis zu 30 Litern pro Minute steigern.

Alle Schlagadern unseres Körpers gehen von der *Aorta (große Körperschlagader)* aus. Sie führt zunächst in einem nach oben gerichteten Bogen von der linken Herzkammer weg und wendet sich dann nach unten in den Brust- und Bauchraum. Ihr entspringen die Herzkranzgefäße und große Arterien, die den Kopf mit Sauerstoff versorgen. Das sauerstoffhungrige Gehirn erhält etwa 15% des vom Herzen kommenden Blutes. Ebenfalls von der Aorta zweigen große Arterien für die Versorgung der Arme, der Eingeweide des Bauchraums und der Beine ab.

Wie kann es zu Durchblutungsstörungen kommen?

Durchblutungsstörungen sind sehr häufig auf eine Veränderung der Arterien und kleinen Arteriolen durch *Arteriosklerose* (Schlagadernverkalkung) zurückzuführen. Dies ist ein Vorgang, der zunächst unbemerkt und schleichend verläuft und bei dem sich die Wände der Schlagadern verändern. Nach neuen Befunden spielt bei dieser Veränderung auch eine Infektion durch Chlamydien – sehr kleine, als Zellparasiten lebende Bakterien – eine Rolle, die aber noch nicht völlig geklärt ist. In der Folge lagern sich Fette, Calcium und andere Stoffen an den Arterienwänden an, was wiederum Entzündungen fördert. Die Arterien werden starr, und ihr Durchmesser verringert sich, so daß der Blutfluß gestört ist. Blutplättchen, die für die Blutgerinnung bei Wunden verantwortlich sind, setzen sich an den veränderten Aderwänden ab und fördern so die Blutgerinnung innerhalb der Gefäße. Gleichzeitig werden die roten Blutkörperchen unbeweglicher und können sich nicht mehr so leicht verformen.

Risikofaktoren

Arteriosklerose ist zunächst einmal eine Begleiterscheinung des normalen Alterungsprozesses. Warum aber gibt es Menschen, die bereits um die Fünfzig oder früher an Adernverkalkung und ihren Auswirkungen leiden, während andere noch mit achtzig oder gar neunzig nur wenig betroffen sind? Folgende Störungen schädigen über längere Zeit die Arterienwand:

- erhöhter Blutzucker (Diabetes),
- erhöhter Blutdruck,
- erhöhte Blutfettwerte (Cholesterin und Triglyceride).

Sie gelten daher als *Risikofaktoren* für die Entstehung einer Arteriosklerose. Lassen Sie die Werte regelmäßig von Ihrem Arzt kontrollieren. Die Neigung zu diesen Risikofaktoren kann ererbt sein, sie sind jedoch auch bei erblicher Belastung durch die Lebensweise günstig zu beeinflussen. Umgekehrt kann es auch bei jemandem mit geringer erblicher Disposition für diese Risikofaktoren durch ungesunde Lebensweise zur Entgleisung des Stoffwechsels kommen.

Die Rolle der freien Radikale

In neuerer Zeit hat man herausgefunden, daß bei Krankheiten und Alterungsvorgängen, insbesondere auch bei arteriosklerotischen Veränderungen, sogenannte *freie Radikale* eine wichtige Rolle spielen. Es handelt sich dabei um Atome oder Moleküle, die im normalen Stoffwechsel entstehen und die unter anderem die Funktion haben, fremde Erreger, die in den Organismus eingedrungen sind, zu vernichten. Insofern spielen sie zunächst einmal eine durchaus positive Rolle. Ein freies Radikal ist äußerst aggressiv und zwar deshalb, weil diesem Teilchen ein Elektron in seiner Hülle verlorengegangen ist und es sozusagen Amok läuft, um es wieder zu erhalten. Es greift eine andere Substanz an und entreißt ihr ein Elektron, wodurch diese nun selbst zu einem freien Radikal wird. Durch die so in Gang gesetzte Kettenreaktion können immer mehr freie Radikale entstehen. In Lebewesen, die ihre Energie mit Hilfe von Sauerstoff gewinnen, also auch im Menschen, sind besonders die freien Sauerstoffradikale bedeutsam. Im Übermaß können sie entstehen durch UV-Bestrahlung, Bestrahlung mit radioaktiven Substanzen, Zigarettenrauch, Abgase, giftige Chemikalien, negativen Streß und anderes und besitzen damit schädigende Wirkung für den Menschen. Freie Sauerstoffradikale können beispielsweise die Membranen angreifen, die unsere Zellen schützend umhüllen. Am Aufbau von Zellmembranen sind nämlich ungesättigte Fettsäuren wesentlich beteiligt, die besonders leicht zu Fettsäuren-Radikalen werden. Aus diesen wiederum entstehen Lipidperoxide und -hydroperoxide, wodurch die Zellmembran und in der Folge auch die Zelle beschädigt oder zerstört werden kann. Im gesamten Körper können freie Sauerstoffradikale Oxidationsvorgänge – nichts anderes ist die Abgabe von Elektronen – auslösen. Man könnte sagen, sie bringen den Körper langsam zum Rosten. Sauerstoff ist also zwar einerseits lebensnotwendig, kann uns aber in Form von freien Sauerstoffradikalen auch sehr schaden. Wir sind diesen Angriffen aber nicht ganz schutzlos preisgegeben, denn durch unsere Lebensweise, insbesondere durch die Aufnahme antioxidativer Stoffe mit der Nahrung, können wir viel zur Abwehr dieser aggressiven Feinde beitragen.

Die Lebensweise kann Gefäßveränderungen fördern

Die Menschen in den Industriegesellschaften leben häufig so, daß Bluthochdruck, erhöhte Blutfette und Diabetes ausgelöst oder gefördert werden und freie Radikale im Übermaß entstehen. Faktoren sind insbesondere

- Ernährungsfehler (zu viel, ungünstig zusammengesetzt),
- Bewegungsmangel,
- Übergewicht,
- Rauchen,
- schädlicher Streß (Disstreß).

Die gute Nachricht: Es bedarf im allgemeinen keiner radikalen Veränderungen, um sein Leben so einzurichten, daß Arteriosklerose und dadurch ausgelöste Durchblutungsstörungen gehemmt werden.

Wie kann sich eine verminderte Durchblutung äußern?

Von der Veränderung der Blutgefäße bemerkt der Betroffene zunächst nichts. Erst wenn bereits Verengungen das Blut nicht mehr so gut strömen lassen, tauchen erste Symptome und Warnzeichen auf, die man in jedem Fall dann ernst nehmen sollte. Je nachdem, welche Schlagadern verengt sind, äußern sich Durchblutungstörungen an verschiedenen Stellen des Körpers. So betreffen *zentrale Durchblutungsstörungen* in erster Linie das Gehirn, *periphere Durchblutungsstörungen* die Extremitäten (Arme und Beine). Die Folgen können sein:

Vaskuläre Hirnleistungsstörungen

Sie äußern sich in einer Vielzahl von Symptomen: Nachlassen von Gedächtnis und Konzentrationsfähigkeit, Kopfschmerzen, depressive Verstimmung, Angstzustände, Schlafstörungen, Ohrgeräusche, Schwindel. Im weiteren Verlauf der Erkrankung kann es zu Veränderungen der Persönlichkeit (beispielsweise häufige Wutausbrüche) bis hin zu einem Persönlichkeitsverlust kommen.

Hirnleistungsstörungen werden bei älteren Menschen nicht nur durch arteriosklerotische Gefäßveränderungen ausgelöst, sondern auch durch Rückbildungsvorgänge im Gehirn (degenerative Hirnleistungsstörungen). In vielen Fällen sind sowohl vaskuläre als auch degenerative Hirnleistungsstörungen an den Beschwerden beteiligt.

Störungen im Bereich der Kopfsinnesorgane

Wenn die zum Kopf führenden Arterien und die Arterien und kleinsten Gefäße im Kopfbereich verengt sind, können auch die Kopfsinnesorgane beeinträchtigt sein. So kann es zu Störungen des im Innenohr liegenden Gleichgewichtsorgans und des ebenfalls dort befindlichen Hörsinnesorgans kommen. Symptome können Ohrgeräusche, Minderung der Hörleistung und Schwindel sein.

Beschwerden in Armen und Beinen

Wenn die Arterien, die Arme oder Beine versorgen, verengt sind, kommt es zu Symptomen wie Kribbeln, Schmerzen in den Beinen beim Gehen, das sich beim Stehenbleiben bessert, Kältegefühl in den Extremitäten.

Ginkgoextrakt – wirksam und verträglich

Wer ein Arzneimittel einnimmt, erwartet, daß es wirksam und unschädlich ist. Beides verlangt auch das Arzneimittelgesetz für die Zulassung von Arzneimitteln.

Wirksamkeit und Unbedenklichkeit, d. h. Unschädlichkeit, vieler pflanzlicher Arzneimittel haben sich in jahrhundertelangen Erfahrungen von Kranken sowie ärztlichen und nichtärztlichen Helfern erwiesen. Für manche Phytopharmaka, so auch für Ginkgo-Trockenextrakt, existieren wissenschaftliche Untersuchungen, sogenannte *Studien*, die Wirksamkeit und Unbedenklichkeit belegen.

Wirkungen auf Lebensvorgänge (pharmakologische Wirkungen)

Solche Wirkungen kann man in Laboruntersuchungen mit Zellkulturen (oder leider, wie bereits schon einmal angemerkt, immer noch mit Versuchstieren) feststellen. Für die Ginkgo-Spezialextrakte EGb 761 und LI 1370 konnten in mehreren Studien insbesondere folgende Wirkungen beobachtet werden:

Ginkgoextrakte lassen das Blut besser fließen:
- Das Blut wird dünnflüssiger.
- Die roten Blutkörperchen werden vor Verklumpung geschützt.
- Die roten und weißen Blutkörperchen werden beweglicher.
- Die Gerinnungsneigung wird vermindert.

Ginkgoextrakte fangen freie Sauerstoffradikale, so daß diese nicht die Zellmembranen attackieren können. Die Schutzfunktion üben vor allem die Ginkgoflavonglykoside aus.

Ginkgoextrakte wirken einer Verklumpung der Blutplättchen entgegen, indem sie den Plättchen-aktivierenden Faktor (PAF) hemmen. Diese Wirkung beruht vor allem auf dem Ginkgolid B.

Ginkgoextrakte schützen das Gehirn:

- Die Nervenzellen können eine Minderdurchblutung und den dadurch ausgelösten Sauerstoffmangel besser ertragen.
- Der bei Minderdurchblutung gestörte Hirnstoffwechsel wird verbessert.
- Die Entwicklung eines Hirnödems – entsteht bei Sauerstoffmangel durch in die Nervenzellen einströmende Gifte – wird vermieden, da die Zellmembranen gestärkt und somit Gifte abgehalten werden.

Wirksamkeit bei bestimmten Beschwerden (klinische Wirksamkeit)

Zu den Ginkgo-Spezialextrakten gibt es eine Fülle von klinischen Studien. Nicht alle, aber viele entsprechen strengen wissenschaftlichen Anforderungen: durch eine genügend große Patientenzahl, eine gut kontrollierte Durchführung und die exakte Auswertung der Ergebnisse. Viele der Untersuchungen sind zusätzlich als *Doppelblindstudie* angelegt, d.h. weder die Patienten noch die Ärzte, die das Mittel verabreichen, wissen, ob es sich um das zu prüfende Arzneimittel oder um ein Placebo, also ein wirkstoffleeres Präparat, handelt. Zum Ginkgoextrakt liegen aussagekräftige Studien zu drei Anwendungsgebieten vor:

Hirnleistungsstörungen – vaskuläre, degenerative und Misch formen –, die sich in einer Vielzahl von Symptomen wie Konzentrationsschwäche, Vergeßlichkeit, Leistungsschwäche, Kopfschmerzen, depressiver Verstimmung, Schwindel, Ohrensausen äußern. In Studien zeigten sich Verbesserungen im Gesamtbefinden der Patienten, im Gesamteindruck, den die Patienten machten, in ihrem Leistungsvermögen und ihrer Alltagsbewältigung. Objektive Hinweise auf diese Wirksamkeit ergaben sich in neuen Studien: Unregelmäßige Encephalogramme (EEG-Verfahren zur Messung von Hirnströmen) zeigten bereits eine Stunde nach Einnahme des Spezialextrakts deutliche Verbesserungen, die über sieben Stunden anhielten. Nach einer sechswöchigen Behandlung mit Spezialextrakt hatten sich in einer Gruppe von alten Patienten mit Hirnleistungsstörungen die EEG-Werte weitgehend normalisiert.

Periphere arterielle Durchblutungsstörungen, insbesondere der Beine. Es wurden mehrere Studien mit Patienten durchgeführt, die an Durchblutungsstörungen der Beine litten. Diese zeigten sich vor allem darin, daß die Patienten nur noch eine bestimmte Strecke, etwa 100 m, schmerzfrei zurücklegen konnten. In den Gruppen, in denen die Patienten über eine bestimmte Zeitdauer mit Ginkgoextrakt behandelt worden waren, verlängerte sich die schmerzfreie Gehstrecke im Vergleich zu den Patienten der Placebogruppen deutlich.

Schwindel, Ohrgeräusche. In mehreren Doppelblindstudien wurden Patienten mit Schwindel beziehungsweise Ohrgeräuschen über mehrere Wochen entweder mit Ginkgo-Spezialextrakt oder mit Placebo behandelt. Die Ergebnisse wurden mit Hilfe von Patientenbefragungen zu ihrer Schwindelsymptomatik beziehungsweise zur Lautstärke der Ohrgeräusche und durch Messung der Körperschwankungen festgestellt. Auch hier zeigten sich deutliche Verbesserungen bei den Patientengruppen, die Ginkgo-Spezialextrakt erhalten hatten.

Aufgrund dieser Untersuchungen sind Ginkgoextrakt-Präparate deshalb auch offiziell für die drei Anwendungsbereiche zugelassen.

In Kapitel 8 werden bei den einzelnen Beschwerdebildern beispielhaft einige Untersuchungen vorgestellt.

Neben diesen Studien belegen insbesondere auch die *praktischen Erfahrungen von Ärzten und Patienten*, daß Ginkgoextrakte bei solchen Beschwerden wirksam sind.

Die Verträglichkeit von Ginkgoextrakten

Erfahrungsberichte und Studien zeigen, daß Ginkgoextrakte gut verträglich sind.

Nur in sehr wenigen Fällen zeigten sich *Nebenwirkungen*: Übelkeit, Kopfschmerzen, Magen- und Darmbeschwerden, allergische Hauterscheinungen, Unruhe, Schlafstörungen. Niemals traten bei der Einnahme von Ginkgopräparaten bedrohliche Nebenwirkungen auf. Es wurde bislang auch keine Veränderung des Reaktionsvermögens beobachtet, was beim Autofahren und beim Umgang mit Maschinen bedeutsam ist.

Als *Gegenanzeigen*, also Fälle, in denen Ginkgoextrakte nicht verabreicht werden dürfen, werden Überempfindlichkeit gegen Ginkgoextrakte angegeben, außerdem Kinder unter 12 Jahren, da für diese Personengruppe keine ausreichenden Untersuchungen vorliegen, die aber von den Anwendungsgebieten her betrachtet ohnehin kaum betroffen sein dürfte.

Keine Aussagen werden über die Anwendung während Schwangerschaft und Stillzeit gemacht, da klinische Daten hierzu fehlen. Hier gilt generell, daß nur vom Arzt als unbedingt nötig verordnete Arzneimittel eingenommen werden dürfen.

Gerade für ältere Menschen ist es günstig, daß Ginkgopräparate auch dann ohne Bedenken verwendet werden können, wenn noch andere Krankheiten bestehen, etwa Diabetes, Bluthochdruck, erhöhte Blutfettwerte, Herzrhythmusstörungen, Erkrankungen des Magen-Darm-Trakts, Rheuma, Nervenleiden.

Wechselwirkungen mit anderen Medikamenten: Da Ginkgopräparate in erster Linie gegen chronische Beschwerden eingesetzt werden und daher auch meist längere Zeit eingenommen werden müssen, ist auch bedeutsam, daß unter der Einnahme von Ginkgoextrakt keine Nebenwirkungen oder Unverträglichkeiten durch Einnahme eines weiteren Arzneimittels bekanntgeworden sind.

Selbstbehandlung mit Ginkgoextrakt-Präparaten

Vielleicht hat Ihnen Ihr Arzt ein Ginkgoextrakt-Präparat gegen Ihre Beschwerden verschrieben – Ginkgopräparate können auf Kassenrezept verordnet werden. Aufgrund ihrer sanften Wirksamkeit sind sie auch für die Selbstbehandlung in leichteren Fällen einer arteriosklerotischen Verengung der Arterien geeignet, die sich in Gedächtnis- und Konzentrationsstörungen, Kopfschmerzen, Schwindel, Ohrgeräuschen, leichten Schmerzen beim Gehen äußern können. Präparate mit Ginkgoextrakt sind zwar apothekenpflichtig, aber Sie erhalten sie auch rezeptfrei in der Apotheke.

Was ist bei der Auswahl eines Ginkgopräparats zu beachten?

Wenn Sie sich in Fällen, die für die Selbstbehandlung geeignet sind, ein Ginkgopräparat kaufen wollen, sollten Sie folgendes beachten:

- Nehmen Sie eines der Präparate, dessen Ginkgoextrakt in Herstellung und Wirkstoffgehalt standardisiert ist und den Anforderungen der Monographie der Kommission E entspricht (siehe nachfolgende Aufstellung).
- Die Ginkgoextrakte werden als Filmtabletten oder Tropfen – für das Anwendungsgebiet Hirnleistungsstörungen auch als

Ginkgopräparate, die den Vorgaben der Monographie der Bundesgesundheitsbehörde entsprechen (ohne Anspruch auf Vollständigkeit):

Präparatname	Darreichungsform	Ginkgo-extrakt-gehalt pro Tablette, Dragee bzw. 20 Tropfen	Anwendungs-bereiche: a: Hirnleistungsstörungen b: periphere arterielle Durchblutungsstörungen c: Schwindel,Ohrgeräusche
Craton®Brausetabs	Brausetabl.	80 mg	a
Duogink®3000	Dragees	60 mg	a
Gingiloba	Filmtabl./Tropfen	40 mg	a, b, c
Gingium®	Filmtabl./Tropfen	40 mg	a, b, c
Gingobeta 40	Filmtabl.	40 mg	a, b, c
Ginkgo Heumann	Filmtabl./Tropfen	40 mg	a, b, c
Ginkgo Stada®	Filmtabl./Tropfen	40 mg	a, b, c
Ginkgopret®	Filmtabl./Tropfen	40 mg	a, b, c
Ginkobil® ratiopharm	Filmtabl./Tropfen	40 mg	a, b, c
Ginkodilat®	Filmtabl.	40 mg	a, b, c
Ginkopur®	Filmtabl./Tropfen	40 mg	a, b, c
Isoginkgo®	Filmtabl.	40 mg	a, b, c
Kaveri®	Tropfen	40 mg	a, b, c
Kaveri® forte	Filmtabl.	50 mg	a, b, c
Rökan®	Filmtabl./Tropfen	40 mg	a, b, c
Rökan® Plus	Filmtabl.	80 mg	a, b, c
Rökan® Novo	Filmtabl.	120 mg	a
Tebonin® forte	Filmtabl.	40 mg	a, b, c
Tebonin® spezial	Filmtabl.	80 mg	a, b, c

Brausetabletten beziehungsweise Dragees angeboten. Da die Hersteller von Ginkgopräparaten ihre Tropfen inzwischen ohne Alkohol anbieten (vorsichtshalber in der Apotheke nachfragen), bleibt die Entscheidung für eine Darreichungsform Ihrer Vorliebe überlassen.

- Die meisten Präparate enthalten pro Tablette beziehungsweise pro 1 ml Lösung (entsprechen ungefähr 20 Tropfen) 40 mg Ginkgo-Trockenextrakt. Für den Anwendungsbereich Hirnleistungsstörungen gibt es auch Präparate mit 80 mg, 60 mg und neuerdings mit 120 mg. Für die verschiedenen Anwendungsbereiche wird eine unterschiedliche Dosierung empfohlen.

- Die Preise verschiedener Ginkgopräparate können Sie nur vergleichen, wenn Sie sich ausrechnen, was Sie die regelmäßige Einnahme nach angegebener Dosierung beispielsweise für Präparat A kostet und dies dann mit den entsprechenden Kosten bei Präparat B vergleichen.
- Lassen Sie sich in jedem Fall in der Apotheke beraten!

Regeln für die Selbstbehandlung

Bei der Selbstbehandlung sollten Sie die folgenden Punkte beachten:

- Lassen Sie bei einem Arztbesuch klären, ob Ihre Beschwerden nicht auf einer Erkrankung beruhen, die auf andere Weise ärztlich behandelt werden muß.
- Für die Selbstbehandlung geeignet sind Beschwerden, die durch (beginnende) Arteriosklerose verursacht sind, wie etwa Nachlassen der Gedächtnisleistung und der Konzentrationsfähigkeit, Kopfschmerzen, Ohrensausen, Schwindel sowie leichte Schmerzen in den Beinen beim Gehen.
- Halten Sie sich an die Anwendungsvorschriften des Beipackzettels, insbesondere bei der Menge (Dosis) und der Anwendungsdauer.
- Treten stärkere Nebenwirkungen auf, schildern Sie diese einem Arzt oder Apotheker.
- Bessern sich Ihre Beschwerden trotz Einnahme von Ginkgoextrakt (und Änderungen in der Lebensweise, die auf den folgenden Seiten vorgeschlagen werden) nicht, konsultieren Sie einen Arzt.

Einnahme von Ginkgoextrakt – Teil eines umfassenden Gesundheitskonzepts

In Zeitschriften oder Zeitungsartikeln kann man bisweilen auf Äußerungen von Fachleuten stoßen, die Zweifel an der Wirksamkeit einer Behandlung mit Ginkgoextrakt äußern. Diese Kritiker berücksichtigen möglicherweise nicht ausreichend, daß Ginkgopräparate bei chronischen Krankheiten und Beschwerden, die langsam entstanden sind, eingesetzt werden. Solche Störungen kann man nicht einfach durch Schlucken eines Medikaments beseitigen, so wie etwa den akuten Kopfschmerz nach einer durchzechten Nacht mit einer Schmerztablette. Nicht umsonst wird auch in der behördlichen Monographie und in den Beipackzetteln vieler Ginkgopräparate betont, daß die Anwendung von Ginkgoextrakt bei Hirnleistungsstörungen »im Rahmen eines therapeutischen Gesamtkonzepts« zu erfolgen habe. Ein solches »ganzheitliches« Vorgehen ist natürlich mühsamer, als ein Medikament zu schlucken und auf die Wirkung zu warten, es bietet aber auch die Möglichkeit, selbst etwas für sich zu tun und damit Erfolg zu haben.

Wie bereits erläutert, können Durchblutungsstörungen durch Verengungen der Arterien verschiedene Bereiche des Körpers betreffen und daher auch unterschiedliche Beschwerden auslösen. Einige entsprechende Krankheitsbilder werden in Kapitel 8 genauer besprochen.

Wie wir ebenfalls schon festgestellt haben, gibt es für die Gefäßveränderungen nicht nur eine Ursache, sondern es wirken mehrere zusammen und lösen schließlich die Gesundheitsprobleme aus. So ist es einleuchtend, daß auch die Behandlung von Durchblutungsstörungen mehrere Schwerpunkte haben muß.

Die Erkenntnis, daß ein gutes und erfülltes Leben, zu dem auch Gesundsein gehört, nicht einfach durch Arzneimittel herzustellen ist, findet sich seit Jahrhunderten bei den großen Ärzten und Naturheilern. So hat beispielsweise im vorigen Jahrhundert Pfarrer Sebastian Kneipp fünf Grundpfeiler einer umfassenden Behandlung gestörter Körpervorgänge herausgestellt. Neben der Wassertherapie sind dies: richtige Ernährung, Bewegung, Anwendung von Heilpflanzen, Lebensordnung. Letztere umfaßt neben dem körperlichen auch den seelischen Bereich und zielt auf ein Leben im Gleichgewicht zwischen Anspannung und Entspannung, Reizen und Ruhe, sich fordern und loslassen. Kneipp waren von seinem Wesen her Fanatismus und Einseitigkeiten fremd. Seine Grundsätze sind, wenn man sie an die heutige Zeit und an individuelle Bedürfnisse anpaßt, immer noch gültig.

Genußvoll essen

In den Mittelmeerländern ist Arteriosklerose mit ihren Folgen wie Herzinfarkt, Schlaganfall und anderen Beschwerden seltener als in den nördlicheren Ländern Europas. Ein wichtiger Grund dafür sind sicher die anderen Ernährungsgewohnheiten. Die gesundheitsfördernden Stützen der klassisch-ländlichen Mittelmeerküche sind: Gemüse (auch Hülsenfrüchte) und Obst, Olivenöl, Fisch, Knoblauch, Nahrungsmittel aus Getreide (insbesondere Reis, Brot, Teigwaren), Rotwein, Wasser. Weniger als heutzutage bei uns werden verzehrt: Fleisch und Wurst, Milchprodukte, Süßigkeiten, Alkohol, Kaffee. Die folgende Tabelle zeigt Ihnen, wie Sie Ihren Speiseplan stärker der Mittelmeerküche annähern könnten, dabei einen Gewinn an Geschmack und Genuß haben und gleichzeitig etwas gegen Durchblutungsstörungen tun können.

davon mehr	*davon weniger*
Obst und Gemüse (nach Verträglichkeit teilweise roh), Hülsenfrüchte (Bohnen, Sojabohnen, Erbsen, Linsen)	Fleisch und Wurst
Getreidegerichte (nach Verträglichkeit teilweise aus Vollkorn): Brot, Nudeln, Reis, Getreideaufläufe	sogenannte »leere« Kohlenhydrate wie Zucker und Zuckerhaltiges, Weißbrot
Pflanzenöle, insbesondere Olivenöl	tierische Fette (Ausnahme: fette Meeresfische)
Gewürze, beispielsweise Schnittlauch, Petersilie, Knoblauch, Dill, Kümmel	
Wasser (Leitungswasser, Mineralwasser)	Kaffee, Alkohol (Ausnahme: Rotwein in Maßen)

Wie Sie sehen, geht es nicht darum, etwas kategorisch zu verbieten oder aufzuzwingen – es sei denn, Sie leiden an einer Krankheit, die dies erforderlich macht –, sondern die Schwerpunkte sollen einfach ein wenig anders gesetzt werden. Sie sollten auf keinen Fall von heute auf morgen nur noch alles roh verzehren, sondern versuchen herauszufinden, was Ihnen guttut.

Entspannt aktiv sein

Untersuchungen zeigen, daß Menschen, die körperlich trainiert sind, unter anderem gesündere Gefäße und seltener Bluthochdruck haben, seltener einen Herzinfarkt oder einen Schlaganfall erleiden. Körperliche Aktivität kräftigt das Herz und fördert die Durchblutung. Durch die bessere Durchblutung werden Ablagerungen in den Gefäßen verhindert. Körperliche Bewegung hat noch andere positive Wirkungen – etwa Senkung des Krebsrisikos, des Osteoporoserisikos, die Verbesserung der psychischen

Befindlichkeit und der Beweglichkeit der Gelenke. Durch körperliche Bewegung trainieren Sie auch Ihren Gleichgewichtssinn und beugen somit Schwindelgefühlen und Stürzen vor.

Noch vor wenigen Jahrzehnten hatten die meisten Menschen genügend Bewegung im Alltag. Der heute lebende Mensch muß dagegen körperliche Betätigung bewußt in seinen Zeitplan einbauen.

- Dies läßt sich schon im Alltag verwirklichen: Gehen Sie häufiger zu Fuß zum Einkaufen oder zum Briefkasten. Steigen Sie ein Stockwerk oder zwei zu Fuß hinauf (allerdings nur, wenn Sie dadurch nicht Brustschmerzen oder Atemnot bekommen). Gewöhnen Sie sich an, abends einen kleinen Spaziergang zu machen.
- Wandern ist eine gute Möglichkeit, seine Fitness zu steigern und dabei noch interessante und beglückende Naturbeobachtungen zu machen.
- Günstige Ausdauer-Sportarten sind etwa Gehen, Radfahren, Schwimmen, Ski-Langlauf. Wichtig ist, daß Sie sich, ganz besonders am Anfang, nicht zuviel zumuten. Sprechen Sie vor Beginn des Trainings mit einem Arzt, lassen Sie sich gegebenenfalls untersuchen und beraten, was und wieviel für Sie richtig ist. Als Faustregel könnte gelten: dreimal pro Woche mindestens 20 Minuten.
- Sie können auch in den eigenen vier Wänden trainieren. Dies ist vielleicht gerade für den Anfang eine gute Möglichkeit. Die Volkshochschulen bieten Gymnastikkurse an, in denen man Übungen von entsprechend geschulten Fachleuten erlernen und dann zu Hause weiterführen kann.

Nikotinfrei leben

Daß Rauchen ungesund ist, bestreitet heute eigentlich niemand mehr, nicht einmal die Tabakindustrie. Erwiesen ist der Zusammenhang zwischen Rauchen und bestimmten Krebserkrankungen, insbesondere Lungenkrebs, Kehlkopfkrebs und Krebsen der Mundhöhle, sowie zwischen Rauchen und Durchblutungsstörungen bis hin zu deren schwerwiegenden Folgen Herzinfarkt, Schlaganfall und Raucherbein. Wahrscheinlich ist Rauchen auch an der Entstehung vieler anderer Krebsarten beteiligt. Es beeinträchtigt ganz allgemein in erheblichem Maße Wohlbefinden und Leistungsfähigkeit und läßt den Menschen früher altern.

So ist es also sinnvoll, bei bereits bestehenden Durchblutungsstörungen nötig, mit dem Rauchen aufzuhören. Das Aufhören ist jedoch schwer. Es fehlt nicht an Ratschlägen für die Raucherentwöhnung – andere Raucher meiden/nicht meiden; tägliche Lebensgewohnheiten ändern/nicht ändern; mehr Sport treiben/nicht mehr Sport treiben. Dies zeigt nur, daß jeder seinen eigenen Weg finden muß, um die ersten schweren Wochen nach der letzten Zigarette und die teilweise sehr heftigen Entzugserscheinungen zu bewältigen. Lassen Sie sich von einem Arzt beraten. Vielleicht könnte es für Sie auch sinnvoll sein, sich einer Raucherentwöhnungsgruppe anzuschließen.

Streß bewältigen

Die Reize, die Streß auslösen, bezeichnet man als *Stressoren*. Stressoren können von außen (beispielsweise aus der sozialen Umwelt oder als ungünstiges Raumklima) oder von innen (etwa als Ängste, Langeweile, Krankheit) einwirken. Häufig findet man auch die Unterscheidung zwischen leistungsförderndem »gutem« *Eustreß* und schädlichem *Disstreß*, der sowohl durch ein Übermaß an Reizen als auch durch fehlende Anforderungen entstehen kann. Durch seine Reaktion auf einen Stressor stellt uns der Körper Kräfte zur Verfügung, damit wir mit der Streßsituation fertig werden können, und er tut dies immer noch so, als ginge es wie in den frühen Zeiten der Menschheitsgeschichte um Angriff oder Flucht, die beide das Überleben sicherten. Heutzutage nervt die Kollegin, wir fühlen uns ungerecht kritisiert, wir kommen uns überflüssig vor, haben Probleme mit dem Partner oder Angst vor der Zukunft. Anders als bei Kampf oder Flucht verbrauchen wir bei Streß, der aus unserer sozialen Umgebung oder aus unserer Seele kommt, die mobilisierten Reserven nicht. Dies kann auf Dauer unter anderem zu erhöhtem Blutdruck und zu erhöhten Blutfettwerten führen und sich somit negativ auf die Gefäße auswirken und Gefäßverengungen fördern.

Streßsymptome können unter anderem sein: Gefühl beständiger Anspannung, Schlafstörungen, Unruhe, Gereiztheit, Verlust von Freude und Interesse, Verlust des sexuellen Verlangens, Konzentrations- und Entscheidungsschwäche, Kopf- und Rükkenschmerzen, Magen-Darm-Probleme, verstärktes Schwitzen, erhöhter Tabak- und Alkoholkonsum. Stellen Sie bei sich solche Symptome fest, sollten Sie versuchen, die Ursache, herauszufinden und, wenn möglich, das Problem zu lösen. Streß gehört jedoch zu unserem Leben, wir können (und sollen) ihn nicht ausschalten. Wir können jedoch Strategien entwickeln, um besser mit ihm umzugehen.

Ob Sie sich in Ihrem Leben häufig gestreßt fühlen oder sich, trotz anderslautender Vorsätze, immer wieder in Streßsituationen bringen, hängt größtenteils mit Ihrer Persönlichkeit zusammen und hat auch mit Ihren Erfahrungen in der Kindheit zu tun. In solchen Fällen kann eine psychotherapeutische Behandlung sehr hilfreich sein, möglicherweise sogar der einzige Weg, um aus einem Teufelskreis herauszufinden. Unabhängig davon könnte entlastend wirken:

- Realistische Ziele setzen und realistische Schritte planen – im beruflichen und privaten Bereich.
- Regelmäßige körperliche Bewegung in den Alltag einbauen.

Bei körperlicher Betätigung werden Streßhormone abgebaut und die durch die Streßreaktion mobilisierten Kraftreserven verbraucht.
- Möglichkeiten der gezielten Entspannung erlernen, etwa Autogenes Training, Yoga, Progressive Muskelentspannung.
- Über die Probleme sprechen – mit guten Freunden, einem Arzt, in einer Beratungsstelle oder Selbsthilfegruppe.
- Soziale Kontakte pflegen.

Ruhestand als Streß

Leider kann auch der Ruhestand, auf den sich mancher im Berufsleben stehende und über Arbeitsüberlastung und Zeitmangel stöhnende Mensch freut, Streß bedeuten. Der Alltag verändert sich plötzlich recht drastisch. Hatte man vorher zuwenig Zeit, leidet man jetzt vielleicht darunter, daß man nicht weiß, was man mit der vielen Zeit anfangen soll. Manch einer fühlt sich vielleicht auch plötzlich nutzlos. Hinzukommen können »Altersbeschwerden«, finanzielle Probleme und die Angst vor Krankheit und Einsamkeit.

Einige Tips:
- Entwickeln Sie eine positive Einstellung und bedenken Sie, welche Vorteile der Ruhestand für Sie bringt.
- Pflegen Sie bewußt familiäre und freundschaftliche Beziehungen.
- Beschäftigen Sie sich mit Ihren Finanzen und fragen Sie eventuell einen Finanzberater.
- Kümmern Sie sich um Ihre Gesundheit und freuen Sie sich, daß Sie dazu jetzt mehr Zeit haben.
- Planen Sie neue Aktivitäten. Überlegen Sie, was Ihnen Spaß machen könnte.
- Gestehen Sie sich aber auch zu, daß Sie älter sind und es vielleicht angenehm finden, alles etwas langsamer und mit mehr Ruhe tun zu können.

8. Ginkgoextrakt als Helfer gegen Beschwerden

Viele Menschen bemerken an sich ab einem gewissen Alter – so zwischen 50 und 60, manchmal auch früher oder später – Beschwerden, die auf arteriosklerotischen Gefäßveränderungen und dadurch hervorgerufenen Durchblutungsstörungen beruhen. Obwohl es große Unterschiede zwischen den Betroffenen gibt und die Symptome vielfältig und unterschiedlich sein können, sind doch einige Beschwerden für solche Durchblutungsstörungen typisch:

- Gedächtnisstörungen
- Konzentrationsstörungen
- Leistungsschwäche
- rasche Ermüdbarkeit
- depressive Verstimmungszustände
- Unruhezustände
- Kopfschmerzen
- Schwindel
- Ohrgeräusche
- Schmerzen beim Gehen
- Kältegefühl und/oder Kribbeln in Armen und/oder Beinen

Während die beiden letztgenannten Beschwerden auf Störungen der Blutversorgung von Armen und Beinen beruhen können, sind die anderen Symptome kennzeichnend für ein Nachlassen der Gehirnfunktionen (Hirnleistungsstörungen). Schwindel und Ohrgeräusche können zudem – neben anderen Ursachen – auch durch Durchblutungsstörungen im Innenohr bedingt sein. Zusammen mit anderen Maßnahmen kann Ginkgo Ihnen im Kampf gegen diese Beschwerden helfen

Wichtig ist, daß Sie bei den ersten Anzeichen aktiv werden. Dazu gehört auch, daß Sie von einem Arzt abklären lassen, ob Ihre Beschwerden tatsächlich auf einer Arteriosklerose und damit zusammenhängenden Durchblutungsstörungen beruhen oder ob vielleicht doch eine andere Krankheit dahintersteckt, die vom Arzt entsprechend behandelt werden muß.

Lesen Sie nun näheres zu einigen wichtigen Symptomen und zu Möglichkeiten, was Sie dagegen tun können.

Gedächtnisstörungen und Konzentrationsstörungen

Wie machen sie sich bemerkbar?

Vielleicht kennen Sie eine solche Situation: Man unterhält sich mit Freunden, und auf einmal fällt einem der Name eines gemeinsamen Bekannten nicht mehr ein. Es kann sich auch um den Namen eines Romanautors handeln, über dessen neuestes Buch man gerade sprechen möchte oder um den Titel eines Films, der einem gefallen hat. Peinlicher ist es, wenn man jemanden auf der Straße trifft, der einen freundlich mit Namen begrüßt, dessen Name einem aber trotz Anstrengung nicht einfallen will. Andere Situationen, die wir mit »Vergeßlichkeit« in Zusammenhang bringen und die manchem bekannt vorkommen könnten: Man möchte aus dem Haus gehen und sucht verzweifelt Brille oder Schlüssel. Man packt Lebensmitteleinkäufe aus und stellt fest, daß man den Kaffee und die Milch, deretwegen man eigentlich losgegangen ist, vergessen hat. Es kann auch vorkommen, daß es mit der Konzentration hapert – bereits nach wenigen Sätzen eines Zeitungsartikels oder eines Buches schweifen die Gedanken ab. Man hat Schwierigkeiten, einem Gespräch oder einem Vortrag mit Aufmerksamkeit zu folgen.

Wodurch können Gedächtnis- und Konzentrationsstörungen ausgelöst sein?

Stellen Sie solche und ähnliche Ereignisse bei sich nicht als Einzelfall, sondern häufiger fest, so sind Sie möglicherweise beunruhigt. Wir müssen aber akzeptieren, daß unser Gehirn mit 50, 60 oder später nicht mehr so leistungsfähig ist wie mit 20. Das hängt unter anderem damit zusammen, daß Nervenverbindungen abgebaut und nicht mehr so viele neue aufgebaut werden, auch mit einem zunehmendem Mangel an Übertragungsstoffen (Neurotransmittern), mit deren Hilfe die Information von einer Nervenzelle zur anderen übertragen wird.

Gedächtnis- und Konzentrationsstörungen können uns auch darauf hinweisen, daß wir zu viel »am Hals« oder, eher zutreffend, im Kopf haben und unser Gehirn sich vor Überlastung schützt, indem es sich weigert, weitere nicht lebenswichtige Informationen aufzunehmen oder zu speichern. Wenn dann der neue Job nicht mehr streßt, der Umzug ins neue Haus abgeschlossen ist oder der Urlaub erholsam war, funktionieren Gedächtnis und Konzentration wieder normal.

Auch Depressionen können von Gedächtnisschwäche und Konzentrationsstörungen begleitet sein.

Nachlassende Gedächtnis- und Konzentrationsfähigkeit sind häufig auch erste Warnzeichen und Hauptsymptome einer Hirnleistungsstörung aufgrund einer beginnenden Mangeldurchblutung durch Arteriosklerose (oder aufgrund von Rückbildungsvorgängen).

Wie funktioniert das Gedächtnis?

Gehirn – Grundlage des Gedächtnisses

Das Gehirn eines erwachsenen Menschen wiegt etwa 1500 Gramm und besteht aus Milliarden von Nervenzellen – die

Schätzungen reichen von 14 Milliarden bis 25 Milliarden, manche Forscher nehmen noch höhere Zahlen an. Abgestorbene Nervenzellen werden in der Regel nicht mehr ersetzt. Unser Gehirn ist die stoffliche Grundlage für unser Bewußtsein und für alle geistigen Tätigkeiten. Es nimmt bestimmte Reize auf, die es zuvor aus der ständig auf uns einwirkenden Reizflut aussortiert hat, leitet Informationen weiter, speichert und verknüpft sie. Es steuert Organe und körperliche Funktionen wie Blutkreislauf, Verdauung, Atmung, Schlaf-Wach-Rhythmus und die Körperbewegungen. Insbesondere der *Großhirnrinde*, die aus den »kleinen grauen Zellen« besteht und die beim Menschen so stark wie bei keinem anderen Säuger ausgeprägt ist, verdanken wir hochkomplexe Fähigkeiten wie Wahrnehmen, Erinnern, Denken. Das *Kleinhirn* spielt für Bewegungen und das Körpergleichgewicht eine große Rolle. Die übrigen Hirnteile werden als *Hirnstamm* zusammengefaßt. Dieser ist bei allen Wirbeltieren gleich ausgebildet und steuert die unbewußt und unwillkürlich ablaufenden Vorgänge und Reflexe.

Nervenzellen übertragen Informationen

Nervenzellen haben strahlenartige Fortsätze, mit denen sie sich mit anderen Nervenzellen (oder auch mit Muskelzellen) verbinden können. Solche Verbindungsstellen heißen *Synapsen*. Mit den kurzen Fortsätzen (*Dendriten*) nimmt die Nervenzelle Informationen auf, mit einem langen Fortsatz (Nervenfaser oder *Axon*) leitet sie Informationen weiter zu anderen Zellen. Die Informationsübertragung erfolgt auf elektrischem Weg, nur an den Synapsen kurzzeitig über einen chemischen Stoff, einen sogenannten *Neurotransmitter*, der die Information über den Synapsenspalt zur anderen Zelle überträgt. Dort geht es dann wieder elektrisch weiter.

Verschiedene Arten von Gedächtnis

Gedächtnis, eine sehr wichtige Funktion unseres Gehirns, meint die Fähigkeit, Informationen zu speichern und bei Bedarf wieder aufzurufen. Auf dieser Fähigkeit beruht auch unser Denkvermögen, bei dem neue Informationen mit bereits gespeicherten verglichen und dann Schlüsse gezogen werden. Wie das Gedächtnis funktioniert, ist noch nicht bis in alle Einzelheiten bekannt. Das *Sofortgedächtnis* kann nur wenige Informationen über wenige Sekunden speichern. Was das Gehirn für wichtig genug erachtet, überführt es aus dem Sofortgedächtnis in das *Kurzzeitgedächtnis*, das je nach ihrer Bedeutung Inhalte minuten-, tage- oder monatelang speichern kann. Was nicht mehr gebraucht wird, sortiert das Gehirn aus, damit das Kurzzeitgedächtnis nicht überlastet wird. Die Funktion des Kurzzeitgedächtnisses ist störbar. So hat man festgestellt, daß durch eine Unterkühlung oder einen Elektroschock die Informationen gelöscht werden können. Man nimmt heute an, daß die im Kurzzeitgedächtnis gespeicherten Informationen als Stromschleifen oder als vorübergehenden Veränderungen an den Synapsen gespeichert sind. Auch eine schwere Gehirnerschütterung kann sich so auswirken, daß der Kurzzeitspeicher gelöscht wird – der Betroffene erinnert sich nicht mehr an die Ereignisse unmittelbar vor dem Unfall und während des Unfallgeschehens. Ins *Langzeitgedächtnis* schließlich gelangt nur weniges aus dem Kurzzeitgedächtnis. Diese Informationen werden dann aber dort für lange Zeit gespeichert, manchmal lebenslang. Während die Übertragung aus dem Kurzzeitgedächtnis ins Langzeitgedächtnis störbar ist, ist das Langzeitgedächtnis selbst gegenüber Störungen sehr unempfindlich. Man nimmt an, daß die Speicherung im Langzeitgedächtnis auf Veränderungen an den Synapsen und neuen synaptischen Verbindungen beruht. Dies würde auch erklären, warum sich Menschen, deren Kurzzeitgedächtnis bereits sehr schlecht funktioniert und die am Abend nicht mehr wissen, was sie zu Mittag gegessen haben, noch an lang zurückliegende Ereignisse aus ihrer Kindheit erinnern. Diese Erinnerung ist allerdings fast immer »gefärbt«, das heißt die Informationen sind verändert und überlagert von Gefühlen, Wünschen, Ängsten. Häufig sind die Erinnerungen »verklärt«, und Negatives wird »verdrängt«.

Was kann man gegen Gedächtnis- und Konzentrationsstörungen tun?

Unser Gehirn, das heißt die Nervenzellen und die Verbindungen zwischen ihnen, kann nur bei guter Durchblutung, die eine ausreichende Sauerstoff- und Nährstoffversorgung sicherstellt, funktionieren. Neben den schon genannten Prinzipien Ernährung, Bewegung, Nichtrauchen und Streßbewältigung hilft vor allem geistige Betätigung: »Wer rastet, der rostet« – dies gilt auch für unser Gehirn. Reizüberflutung ist schädlich, aber auch zuwenig Reize sind ungünstig. Reize bewirken nämlich, daß neue Verbindungen zwischen Nervenzellen hergestellt werden, wodurch wiederum Denkfähigkeit und Gedächtnis gesteigert werden, während geistige Untätigkeit zum Abbau von Synapsen führen kann. Vielen Menschen bietet ihre berufliche Tätigkeit ausreichend Reize, aber mit dem Eintritt ins Rentenalter gehen manchmal Anregungen und Anforderungen zurück. Dagegen kann man etwas tun.

Anregungen und Forderungen aktiv suchen:

- Zeitungen, Zeitschriften, Bücher lesen.
  (Auch Fernsehen kann anregend sein, wenn es sich um Themen handelt, die zum Nachdenken herausfordern. Sehr viele Sendungen tun dies jedoch nicht oder zuwenig.)
- Filmvorführungen im Kino anschauen, Theatervorführungen und Konzerte, Museen und Ausstellungen besuchen.
- Hobbys reaktivieren oder sich eines zulegen. Haben Sie sich

in den Jahren Ihrer Berufstätigkeit nicht öfters gewünscht, mehr Zeit für Ihr Hobby zu haben, oder gedacht, daß Sie dieses oder jenes Hobby pflegen würden, wenn Sie nur die nötige Zeit dafür hätten? Von den Volkshochschulen werden viele interessante Kurse angeboten – Sprachen lernen, Töpfern, Silberschmieden, Fotografieren, Kochen...
- Mit anderen Menschen in Kontakt sein. Das ergibt sich über einen Kurs oder ein Hobby oftmals von allein. Denken Sie auch daran, alte Freundschaften wiederzubeleben. Vielleicht haben Sie früher einmal gern Briefe geschrieben und es dann aus Zeitmangel unterlassen? Wie wäre es mit einem Stammtisch? Manchen Menschen macht es auch Spaß, sich zu Gesellschaftsspielen wie Bridge, Schach, Halma, Dame oder zum Kartenspielen zu treffen.
- Kreuzworträtsel und andere Rätsel lösen.
- Memory spielen (vielleicht mit den Enkeln?).

Gehirntraining

Denkvermögen und Gedächtnis lassen sich auch ganz gezielt fördern. So wie beim Gehen, Laufen oder sonstigen Sportarten die Funktionen von Muskeln und Organen verbessert werden, ist es auch möglich, verschiedene Gehirnfunktionen zu trainieren. Je nachdem, welche Aufgaben man löst, wird beispielsweise das Erkennen und Erfassen von Informationen geübt, das Kurzzeitgedächtnis geschult, die Kombinationsgabe gefördert, die Konzentration trainiert, der Wortschatz aktiviert. Sie können sich solche Sammlungen mit unterschiedlich schwierigen Trainingsaufgaben, an denen Sie jeweils nicht länger als 10 Minuten hintereinander knobeln sollen, von Ihrem Arzt oder in Ihrer Apotheke geben lassen. Näher informieren kann man sich in Büchern zum Thema und bei der Gesellschaft für Gehirntraining (siehe Anhang).

Gehirntraining macht Spaß

Damit Sie eine Vorstellung haben, wie solche Trainingsaufgaben aussehen können, hier ein paar einfachere Beispiele (Lösungen im Anhang):

1. Jeweils einer der fünf Begriffe paßt nicht. Streichen Sie ihn durch!

Hund, Katze, Feldhase, Amsel, Marder.
Eiche, Buche, Löwenzahn, Ahorn, Linde.
Donau, Nil, Rhein, Themse, Loire.
Hammer, Säge, Schraubenzieher, Zahnbürste, Lötkolben.

2. Streichen Sie in jeder Zeile die Zahlen an, die durch 9 teilbar sind!

19	105	18	43	75	108
1	39	90	54	123	84
45	148	26	61	94	135
98	47	126	9	27	15
23	81	4	119	74	52

3. Hier sind Buchstaben vertauscht. Lesen Sie die Wörter möglichst rasch richtig.

Bonnenslume
Wandlirtschaft
Betterwericht
Rundesbepublik
Tehirngraining
Fasenhutter
Zahresjeit
Bempeltaum

Ginkgoextrakt gegen Gedächtnis- und Konzentrationsstörungen

Viele Untersuchungen sowie Erfahrungen von Ärzten und Patienten zeigen, daß Gedächtnis- und Konzentrationsstörungen durch die Einnahme von Ginkgoextrakt deutlich gebessert werden können. So ergab beispielsweise eine Doppelblindstudie mit 80 Patienten, die alle über 55 Jahre alt waren und unter Durchblutungsstörungen des Gehirns litten, daß sich nach 12 Wochen bei den 40 Patienten der Ginkgogruppe mehrere Symptome der Hirnleistungsstörung deutlich gebessert hatten. Dabei war gerade die Stärkung des Kurzzeitgedächtnisses auffallend. Auch für Patienten mit Hirnleistungsstörungen aufgrund von Rückbildungsvorgängen sowie aufgrund von Mischformen (Durchblutungsstörungen und Rückbildungsvorgänge) liegen entsprechende Studien vor.

Wenn Ihr Arzt für Ihre Gedächtnis- und Konzentrationsschwierigkeiten Durchblutungsstörungen als Ursache festgestellt hat und Sie ein Ginkgoextrakt-Präparat einnehmen möchten:

- Dosierung: Über den Tag verteilt 120–240 Milligramm Ginkgoextrakt. Je nach Präparat ist der Ginkgoextrakt in Tropfen, Filmtabletten oder anderem enthalten. Bei einem Präparat mit 40 mg Ginkgoextrakt pro Tablette beziehungsweise pro Milliliter sind 3mal täglich 1–2 Tabletten oder 3mal täglich 20–40 Tropfen einzunehmen. Beachten Sie für die Einnahme die Empfehlungen des Präparat-Beipackzettels (oder Ihres Arztes).
- Die Einnahmedauer sollte mindestens 8 Wochen betragen. Ginkgoextrakt-Präparate können aber auch über längere Zeit eingenommen werden, was bei chronischen Beschwerden wie Gedächtnis- und Konzentrationsstörungen ein Vorteil ist.
- Falls Ihr Gedächtnis und Ihre Konzentration sich trotz Änderungen in Ihrer Lebenweise und der Einnahme von Ginkgoextrakt über einige Wochen nicht bessern, sollten Sie unbedingt einen Arzt aufsuchen. Er kann Ihnen andere Mittel verordnen, die vielleicht in Ihrem Fall notwendig sind, und durch Untersuchungen feststellen, ob Ihren Gedächtnis- und Konzentrationsstörungen nicht doch eine Krankheit zugrundeliegt, die anders behandelt werden muß.

Depressive Verstimmung als Begleiterscheinung von Hirnleistungsstörungen

Wie macht sie sich bemerkbar?

Jeder von uns kennt Stunden oder Tage, an denen er sich antriebslos und bedrückt fühlt, manchmal auch ohne Grund. So etwas ist normal und vergeht wieder. Sehr stark und länger andauernd können solche Gefühle in Zeiten der Trauer sein, etwa beim Verlust eines geliebten Menschen. Über längere Zeit anhaltende Verstimmungszustände, die nicht durch ein sehr belastendes Erlebnis ausgelöst sind, sondern »nur so« bestehen, können sich, gerade auch bei älteren Menschen, äußern durch Beschwerden wie:

- Neigung zu Gereiztheit und Gefühlsausbrüchen,
- starkes Aufregen über Kleinigkeiten,
- Angstzustände,
- nächtliche Unruhe- und Verwirrtheitszustände,
- Appetitverlust,
- Schlafstörungen,
- Gefühl der Isolation,
- Gefühl, unnütz zu sein,
- Entscheidungsschwäche,
- Interesselosigkeit,
- Niedergeschlagenheit.

Wodurch können Verstimmungszustände ausgelöst sein?

Depressive Verstimmung als Begleiterscheinung einer Hirnleistungsstörung

Das Gehirn ist der Sitz unserer Gedanken und Gefühle, unseres bewußten und unbewußten Erlebens. Bei unzureichender Hirndurchblutung durch arteriosklerotisch verengte Gefäße oder bei Rückbildungsvorgängen im Gehirn kann es neben den beschriebenen Gedächtnis- und Konzentrationsstörungen auch zu psychischen Veränderungen kommen.

Bei einer Depression ist fachärztliche Hilfe nötig
Ihre seelische Verstimmung könnte auch auf einer Depression beruhen, die ärztlich entsprechend behandelt werden muß. An eine Depression sollte man insbesondere denken, wenn

- die Verstimmung rasch weiter zunimmt,
- Schuldgefühle, etwa wegen angeblicher Versäumnisse oder zu geringer Leistungsfähigkeit, vorhanden sind,
- Rückzug und Resignation vorherrschen.

Auch schwere Depressionen sind behandelbar. Dafür gibt es sehr wirksame Medikamente, die Antidepressiva. Häufig stecken hinter einer Depression ungelöste persönliche Probleme, die der/die Betroffene vielleicht schon seit langem mit sich herumschleppt. In einer akuten Belastungssituation kann dann die Selbststeuerung des Körpers überfordert sein, und es kommt zum Ausbruch einer Depression. Eine Psychotherapie kann Entlastung und Heilung bringen. Wichtig ist, daß Sie nicht zu lange zuwarten, sondern rechtzeitig Hilfe suchen.

Genaue Diagnose ist wichtig
Bei älteren Menschen mit einer depressiven Verstimmung wird bisweilen vorschnell die Diagnose einer Hirnleistungsstörung gestellt, obwohl es sich in Wirklichkeit um eine Depression handelt, die mit Antidepressiva und/oder Psychotherapie gut behandelbar wäre. Manchmal sind Depression und Hirnleistungsstörung auch miteinander vermischt und verzahnt: Jemand, der ein Nachlassen seiner geistigen Leistungsfähigkeit feststellt, ist darüber vielleicht unglücklich und zieht sich zurück. Dieser Rückzug kann dann wieder den geistigen Abbau weiter fördern.

- Vertrauen Sie sich einem Arzt an und bitten Sie um eine sorgfältige Klärung der Ursachen Ihres depressiven Zustands.
- Legen Sie Wert auf eine abwechslungsreiche Ernährung mit viel Obst und Gemüse. Achten Sie zudem darauf, sich ausreichend mit Lecithin, Magnesium und den Vitaminen des B-Komplexes zu versorgen. Reich an diesen Stoffen sind beispielsweise Vollkornprodukte, Hülsenfrüchte, Haferflocken, Weizenkeime, Fisch.
- Gehen Sie möglichst jeden Tag ins Freie. Ihre Verstimmung könnte nämlich auch zusätzlich durch Lichtmangel gefördert sein. Hinweise auf diese sogenannte Winterdepression wären, wenn Sie sich in der dunklen Zeit des Jahres besonders schlecht fühlen und wenn Sie Heißhunger auf Süßes haben. Durch das fehlende Licht werden zuwenig Botenstoffe ausgeschüttet, die an den Synapsen die Überleitung der Information einer Nervenzelle zu einer anderen Zelle besorgen. Auch bei bedecktem Himmel kommt so viel Licht durch, daß die »Winterdepression« günstig beeinflußt wird.
- Trinken Sie täglich 2–3 Tassen Johanniskrauttee oder lassen Sie sich ein Johanniskrautpräparat mit standardisiertem Wirkstoff empfehlen. Dieser Wirkstoff, das Hypericin, hilft dem Körper, aufgenommenes Licht besser zu nutzen und so mit geringen Lichtmengen auszukommen.
  Wichtig: Wenn Sie Johanniskraut einnehmen, müssen Sie sich unbedingt noch sorgfältiger als sonst vor übermäßiger Sonnenbestrahlung schützen, da Ihre Haut durch Johanniskraut lichtempfindlicher wird.
- Untersuchungen haben gezeigt, daß Bewegung und Sport stimmungsaufhellend wirken. Sicher konnten Sie selbst schon feststellen, daß Sie sich nach einem Spaziergang, einer Wanderung, einer Radtour einfach insgesamt besser gefühlt haben und Ihre trübe Stimmung verflogen war.

Ginkgoextrakt verbessert die Durchblutung auch in den Gehirnteilen, die neben der Großhirnrinde unser Gefühlsleben steuern, etwa in dem an der Basis des Großhirns liegenden Limbischen System und im Hypothalamus. Auch zur Wirksamkeit von Ginkgo bei psychischen Verstimmungen als Begleiterscheinung einer Hirnleistungsstörung gibt es kontrollierte Untersuchungen. Beispielsweise wurde eine Doppelblindstudie mit 60 Patienten über mehrere Wochen durchgeführt. Vor Beginn und am Ende gaben die Patienten anhand eines Fragebogens Auskunft über ihr psychisches Befinden: Am Ende der Behandlungszeit fühlten sich die Teilnehmer der Ginkgogruppe im Vergleich zu den Patienten der Placebogruppe deutlich besser.

Tritt Ihre depressive Verstimmung zusammen mit anderen Symptomen einer Hirnleistungsstörung wie Gedächtnis- und Konzentrationsstörungen, Kopfschmerzen, Ohrensausen, Schwindel auf, könnte ein Ginkgopräparat nützlich sein.

Beachten Sie:

- **Wichtig!** Depressive Zustände bedürfen grundsätzlich einer Abklärung und gegebenenfalls Behandlung durch den Arzt. Wenn eine Depression vorliegt, sollte diese mit Antidepressiva und/oder Psychotherapie behandelt werden.
- Die Dosierung von Ginkgoextrakt entspricht der Dosierung bei Gedächtnis- und Konzentrationsstörungen: 120-240 Milligramm Ginkgoextrakt über den Tag verteilt. Beachten Sie für die Einnahme die Empfehlungen des Beipackzettels (oder Ihres Arztes).
- Ebenso wie bei Gedächtnis- und Konzentrationsstörungen sollte Ginkgoextrakt mindestens 8 Wochen eingenommen werden.
- Kommt es während dieser Zeit nicht zu einer deutlichen Verbesserung der Befindlichkeit, sollte auf jeden Fall erneut der Arzt befragt werden.

Kopfschmerzen

Kopfschmerzen als Warnung des Körpers

Kopfschmerzen kennt wohl jeder. Sie können sehr viele und sehr unterschiedliche Ursachen haben. Manchmal ist uns klar, was die Kopfschmerzen ausgelöst hat, etwa Ärger, zuviel Alkohol, längerer Aufenthalt in verräucherter Luft, zuwenig Schlaf, vielleicht alles zusammen … Der Körper zeigt uns, daß wir ihm zuviel zugemutet haben. In solchen Fällen kann eine Schmerztablette hilfreich sein; keinesfalls darf der Griff zum Schmerzmittel zur Gewohnheit werden. Kopfschmerzmittel können Organe schwer schädigen und selbst zum Auslöser von Kopfschmerzen werden.

Wer häufiger unter Kopfschmerzen leidet, sollte auf jeden Fall vom Arzt die Ursache abklären lassen. Insbesondere bei schlagartig einsetzenden, bei bislang so noch nicht dagewesenen oder bei chronischen Kopfschmerzen ist ein Arztbesuch unbedingt erforderlich. Infekte, Tumoren, Augenkrankheiten und anderes könnte hinter den Kopfschmerzen stecken.

Häufige Ursachen von Kopfschmerzen

In vielen Fällen sind die Arterien an der Entstehung von Kopfschmerzen beteiligt, entweder weil sich in ihnen Ablagerungen gebildet haben oder weil sie infolge einer Fehlregulation verkrampft (oder auch zu stark erweitert und erschlafft) sind. In beiden Fällen ist die Durchblutung des Gehirns gestört.

Kopfschmerzen als Begleitsymptom einer Hirnleistungsstörung

Zu den wichtigsten Symptomen von Hirnleistungsstörungen infolge Mangeldurchblutung und/oder Rückbildungsvorgängen gehören nicht nur Gedächtnisschwäche, Konzentrationsstörungen und depressive Verstimmung, sondern häufig auch Kopfschmerzen. In einer Untersuchung an 13 565 Patienten mit der Diagnose »Hirnleistungsstörungen im Alter« und den Hauptsymptomen Gedächtnis- und Konzentrationsschwäche hatten 58 % der Betroffenen auch Kopfschmerz als Begleitsymptom.

Kopfschmerzen als Folge einer Fehlregulation der Gefäße (Spannungskopfschmerzen und Migräne)

Betroffen hiervon sind in erster Linie Menschen, die dazu neigen, psychosoziale Probleme mit einer »Körpersprache« zu beantworten. Bei ihnen sind Kopfschmerzen im allgemeinen nicht das einzige Symptom, sondern es gibt unterschiedliche psychosomatische beziehungsweise funktionelle Beschwerden: Asthma, Allergien, Rückenschmerzen, Reizdarm, Magenbeschwerden und anderes. Auslöser für die Kopfschmerzen können neben psychischen Faktoren auch bestimmte Nahrungsmittel, Witterungseinflüsse, hormonelle Schwankungen, zuwenig oder zuviel Schlaf sein. Die verschiedenen Formen von Kopfschmerzen, die durch Fehlregulation der Gefäße ausgelöst werden, lassen sich nicht immer genau unterscheiden.

Spannungskopfschmerzen gehen häufig von verspannten Muskeln im Schulter- und Nackenbereich aus. Durch die Verspannung kommt es zur Freisetzung von Schmerzstoffen ins Blut. Der Schmerz zieht meist von den Schultern über den Nacken hinauf in den Kopf und kann bis ins Gesicht ausstrahlen. Oftmals ist nur eine Gesichtshälfte betroffen. Spannungskopfschmerzen beginnen typischerweise am Morgen und steigern sich bis zum Abend. Menschen, die immer wieder unter solchen Kopfschmerzen leiden, werden durch Selbstbeobachtung feststellen können, daß es bestimmte Situationen sind, die Schultern und Nacken steif werden lassen.

Unter Migräne leiden etwa 5–10 % der Bevölkerung in Deutschland; dabei sind Frauen weit häufiger betroffen als

Männer. Migräne kommt typischerweise in mehr oder weniger regelmäßigen Abständen. Manchmal ist ein Auslöser auszumachen, häufig auch nicht. Bei der Migräne verkrampfen sich durch Ausschüttung von Stoffen mit gefäßverengender Wirkung zunächst einmal die Gefäße, später erschlaffen sie. Wahrscheinlich spielen beim Schmerzgeschehen auch Entzündungsstoffe eine Rolle. Man hat festgestellt, daß ein erhöhter Spiegel des Neurotransmitters Serotonin an der Freisetzung von Schmerzstoffen beim Migräneanfall beteiligt ist.

Migräniker stellen oftmals fest, daß nach einem Migräneanfall – der Stunden oder leider auch Tage dauern kann – erst einmal wieder eine Zeitlang »Ruhe« ist. Auch den Betroffenen schon bekannte Auslöser wie bestimmte Nahrungsmittel oder bestimmte Streßsituationen provozieren in dieser Latenzphase keinen Anfall, sondern wirken erst wieder nach einiger Zeit auslösend. Es scheint fast, als müßte sich erst wieder ein Faß füllen, ehe es überläuft.

Oft geht dem eigentlichen Migräneanfall ein Vorstadium mit Sehstörungen und Schwindel voraus. Der Schmerzanfall selbst ist häufig auf eine Kopfhälfte beschränkt und läßt sich dort manchmal sogar einer bestimmten Region zuordnen. Typischerweise ist der Schmerz bohrend, bisweilen ins Unerträgliche gehend und von Erschöpfung und Lichtempfindlichkeit begleitet. Viele Patienten müssen sich nicht nur mit den Schmerzen, sondern auch noch mit Erbrechen herumplagen.

Was kann man gegen gefäßbedingte Kopfschmerzen tun?

Ginkgoextrakt gegen Hirnleistungsstörungen mit dem Symptom Kopfschmerz

Die Einnahme von Ginkgoextrakt hat sich in der Erfahrung von Ärzten und Patienten und auch in verschiedenen Studien als hilfreich bei dieser Art von Kopfschmerzen erwiesen. Beispielsweise nahmen 100 Patienten, die alle etwa 70 Jahre alt waren und Hirnleistungsstörungen mit Gedächtnis- und Konzentrationsstörungen und anderen Symptomen hatten, an einer Doppelblindstudie teil. Nach 12 Wochen gaben 62 % der Patienten der Ginkgogruppe an, daß sich das Symptom Kopfschmerzen gebessert hatte, während von den Patienten der Placebogruppe nur 24 % diese Angabe machten.

Wenn Sie ein Ginkgoextrakt-Präparat gegen Ihre Kopfschmerzen einnehmen möchten:

- Lassen Sie zunächst ärztlich abklären, ob Ihre Kopfschmerzen – zusammen mit anderen Symptomen – die Begleiterscheinung einer Hirnleistungsstörung aufgrund arteriosklerotischer Durchblutungsstörungen sind.
- Die Dosierung von Ginkgoextrakt entspricht der Dosierung bei Gedächtnis- und Konzentrationsstörungen: 120–240 Milligramm Ginkgoextrakt über den Tag verteilt. Beachten Sie für die Einnahme die Empfehlungen des Beipackzettels (oder Ihres Arztes).
- Ginkgoextrakt sollte mindestens 8 Wochen eingenommen werden.
- Kommt es nach einigen Wochen nicht zu einer deutlichen Besserung der Beschwerden, sollte der Arzt befragt werden.

Spannungskopfschmerzen und Migräne

Im Schmerzanfall bei Spannungskopfschmerzen

- Lockerungsübungen für Kopf, Schultern und Nacken. Die Übungen sollen ohne Anspannung durchgeführt werden – Schultern heben und senken, Kopfkreisen.
- Entspannt auf einem Stuhl sitzen und die Hände auf die Oberschenkel legen. Dann den Kopf auf die Brust sinken lassen, ruhig aus- und einatmen. Der Dehnung des Nackens nachspüren, Schultern hängen lassen. Wenn man einige Zeit so gesessen hat, lassen häufig auch starke Schmerzen nach, die auf einfache Schmerztabletten nicht mehr ansprechen.

- Akupressur. Durch Drücken und Massieren von bestimmten Punkten kann es zu einer deutlichen Erleichterung kommen.
- Heiße Kompressen – ein Handtuch in heißes Wasser, auswringen – auf Nacken und Schultern.

Im Migräneanfall

- Schmerzmittel wie Acetylsalicylsäure können das Geschehen erträglicher machen (Vorsicht: Manche Menschen reagieren überempfindlich gegen Acetylsalicylsäure). Es gibt auch Migränemittel, die vom Arzt verschrieben werden und die beispielsweise Mutterkornalkaloide enthalten.
- Da der Anfall meist mit Lichtempfindlichkeit verbunden ist, bringt entspanntes Liegen in einem abgedunkelten Raum Erleichterung.
- Manchmal hilft es, wenn man zu Beginn des Anfalls einen Viertel- oder halben Liter Milch trinkt oder eine halbe Tasse starken Kaffee mit dem Saft einer Zitrone.

Längerfristig wirkende Maßnahmen

- Erlernen von Entspannungstechniken wie Yoga, Autogenes Training, Progressive Muskelentspannung,
- Akupunktur,
- Massagen und Krankengymnastik,
- Psychotherapie,
- Teekur mit Heilpflanzen wie Johanniskraut, Melisse, Lavendel,
- Magnesiumreiche Nahrungsmittel wie Nüsse, Vollkornprodukte, Weizenkeime, Haferflocken, Sojabohnen.

Ginkgoextrakt gegen Migräne?

Bei Migräne und Spannungskopfschmerz handelt es sich um Durchblutungsstörungen. Diese sind aber, im Gegensatz zu den durch arteriosklerotische Ablagerungen verursachten, funktionell bedingt, das heißt sie beruhen auf Fehlregulationen.

In einer Untersuchung zeigte sich, daß Ginkgoextrakt möglicherweise auch hier helfen kann. Eine Gruppe von 15 Migränepatienten erhielt über 2 Monate lang jeweils bei den ersten Anzeichen eines Anfalls 6 Milliliter eines Ginkgoextrakt-Präparats (entsprechen 240 Milligramm Trockenextrakt) als Einmalgabe, die 15 Versuchspersonen der anderen Gruppe nahmen 2 Monate lang täglich 3 x 2 Milliliter. In beiden Gruppen kam es in über zwei Dritteln der Fälle zu Beschwerdefreiheit oder deutlicher Besserung. Auch eine Doppelblindstudie mit Placebo bestätigte diesen Effekt. Der Anwendungsbereich Migräne ist, weil noch nicht genügend aussagekräftige Studien dazu vorliegen, nicht in der Monographie der Kommission E enthalten. Trotzdem könnten es Migränegeplagte – in Absprache mit ihrem Arzt – einmal mit Ginkgo versuchen.

Ohrgeräusche (Tinnitus)

Was versteht man darunter?

Ohrensausen oder Ohrgeräusche sind ein häufiges Begleitsymptom von Hirnleistungsstörungen. In der schon angeführten Untersuchung gaben über die Hälfte (54 %) der 13 565 Patienten mit Hirnleistungsstörungen an, auch unter Ohrgeräuschen zu leiden.

Die quälenden Geräusche im Ohr sind zunächst einmal keine Krankheit, sondern ein Krankheitssymptom mit sehr unterschiedlichen Ursachen, das jedoch wegen der psychischen Pein, die es dem Betroffenen unter Umständen bereitet, zu einer eigenständigen Krankheit werden kann. In diesem Fall spricht man von *Tinnitus* (von lat. tinnere = klingeln). Es können auch schon junge Menschen von Ohrgeräuschen betroffen sein. Treten Ohrgeräusche erstmals auf und sind sie nicht nach ein paar Stunden wieder verschwunden, sollte unverzüglich ein Arzt aufgesucht werden, da ein solcher akuter Tinnitus häufig noch gut zu behandeln ist.

In Deutschland leiden nach Schätzungen etwa 8 Millionen Menschen an Ohrgeräuschen.

Wie äußern sich Ohrgeräusche?

Die Geräusche können

- unterschiedlicher Art sein, beispielsweise Klingeln, Rauschen, Sausen, Zischen, Knallen, Dröhnen,
- unterschiedlich laut sein,
- dauernd oder nur zeitweise vorhanden sein und in Art und Intensität wechseln,
- ein Ohr, beide Ohren oder den ganzen Kopf betreffen,
- akut oder chronisch auftreten,
- je nach Ursache, Dauer, Persönlichkeitsstruktur des Betroffenen unterschiedliche Belastungen und Beeinträchtigungen verursachen,
- mit einer Hörstörung verbunden sein.

Die Geräusche werden – abgesehen von dem seltenen objektiven Tinnitus – nur von den Betroffenen selbst, also subjektiv, wahrgenommen.

Wie kann es zu Ohrgeräuschen kommen?

Es ist noch immer nicht ganz geklärt, wie es zu diesen nur subjektiv empfundenen Geräuschen kommt. Man nimmt an, daß Sinneszellen des Hörorgans im Innenohr oder Nervenzellen im Hörnerv oder im Gehirn fehlerhaft arbeiten und Informationen weiterleiten, die eigentlich nicht da sind. Ursachen können sein:

- Durchblutungsstörungen aufgrund von Arteriosklerose im Hörorgan im Innenohr, im Hörnerv oder im Gehirn,
- Lärmeinwirkung, zum Beispiel am Arbeitsplatz, aber auch »freiwillig« aufgesuchter Lärm in Diskotheken oder aus dem Walkman,
- psychische Faktoren, etwa langandauernde Belastungen, akuter oder chronischer Streß. Tinnitus kann selbst wiederum Depressionen und Angststörungen hervorrufen,
- Stoffwechselstörungen wie Diabetes und erhöhte Blutfettwerte,
- Bluthochdruck,
- Veränderungen im Bereich der Halswirbelsäule oder des Kiefergelenks,
- Entzündungen,
- Menière-Krankheit (siehe unter Schwindel),
- Medikamente, Allergien und anderes mehr.

Wichtig ist, daß frühzeitig die Ursachen erkannt werden. An der Ursachenforschung werden häufig neben dem Hausarzt auch der Internist, der Hals-Nasen-Ohren-Arzt, der Orthopäde, der Neurologe, der Nervenarzt und eventuell noch andere Fachärzte beteiligt sein.

Wie können Ohrgeräusche behandelt werden?

Sind die Ohrgeräusche Begleiterscheinungen einer Hirnleistungsstörung, so können die unter Gedächtnis- und Konzentrationsstörungen genannten Maßnahmen helfen.

Bei einem neu aufgetretenen Tinnitus ist es wichtig, daß sofort ärztliche Behandlung erfolgt, sei es in einer Druckkammer oder mit Infusionen. In den ersten drei bis sechs Monaten ist bei »frischem« Tinnitus die Chance einer Heilung am größten. Gelingt diese nicht, so kommt es zum chronischen Tinnitus. Wenn der Arzt bei chronischen Fällen Durchblutungsstörungen als Ursache festgestellt hat, so ist auf jeden Fall eine Lebensgestaltung mit vernünftiger Ernährung und Bewegung, ohne Nikotin und mit Strategien gegen Streß sinnvoll. Außerdem eventuell:

- Tinnitus-Masker, das sind technische Geräte, die das Störgeräusch überdecken.
- Retrainingstherapie, bei der ein im oder hinter dem Ohr getragenes kleines Gerät einige Stunden am Tag ein leises Rauschen erzeugt. Der Hörsinn lernt, wieder auf Geräusche von außen zu reagieren und die innen erzeugten zu »überhören«.
- Entspannungsübungen, gegebenenfalls auch Psychotherapie.
- Durchblutungsfördernde Medikamente, auch Ginkgoextrakt.

Die Deutsche Tinnitus-Liga e.V., eine Selbsthilfeorganisation, bietet Informationen und Unterstützung für akute und chronische Fälle (Adresse im Anhang).

Ginkgoextrakt gegen Ohrgeräusche

Bei Ohrgeräuschen als Begleiterscheinung einer Hirnleistungsstörung
Studienbeispiel: Es beteiligten sich 8505 Patienten mit einer Hirnleistungsstörung (Hauptsymtome: Gedächtnisschwäche, Konzentrationsstörungen, Schwindel, depressive Verstimmung, Ohrensausen, Kopfschmerz) und ihre behandelnden Ärzte. Die Patienten nahmen 6 Monate lang ein Ginkgoextrakt-Präparat ein. Anschließend beurteilten Ärzte und Patienten die Wirksamkeit der Behandlung: Alle genannten Symptome hatten sich gebessert, sehr deutlich auch das Ohrensausen.

Wenn Sie Ginkgoextrakt gegen ihre Ohrgeräusche einnehmen wollen:

- Lassen Sie zunächst von einem Arzt klären, ob Ihre Ohrgeräusche auch wirklich eine Begleiterscheinung von Durchblutungsstörungen sind und nicht andere Ursachen vorliegen.

- Dosierung: 120–240 mg Ginkgoextrakt über den Tag verteilt. Beachten Sie für die Einnahme die Empfehlungen des Beipackzettels (oder Ihres Arztes).
- Das Ginkgopräparat sollte mindestens 8 Wochen lang eingenommen werden.
- Kommt es nach einigen Wochen nicht zu einer deutlichen Besserung Ihrer Symptome, sollte auf jeden Fall ein Arzt befragt werden.

Bei Tinnitus

Studienbeispiel: 103 Patienten mit akutem Tinnitus erhielten in einer Doppelblindstudie drei Monate lang entweder einen Ginkgoextrakt oder ein Placebo. Danach waren bei den Patienten der Ginkgogruppe Intensität der Geräusche und subjektive Beeinträchtigung durch sie im Vergleich zu den Patienten der Placebogruppe deutlich vermindert.

Wichtig: Tinnitus muß in jedem Fall ärztlich untersucht und behandelt werden. Keine Selbstbehandlung! Falls der Arzt Ihnen Ginkgoextrakt verordnet:

- Dosierung: Über den Tag verteilt 120–160 Milligramm Ginkgoextrakt. Einzunehmen wie vom Arzt verordnet (oder im Beipackzettel angegeben).
- Dauer der Anwendung: Nicht länger als 6 bis 8 Wochen, da eine längere Anwendung keine weitere Verbesserung bringt.

Schwindel

Was versteht man unter Schwindel?

Sämtliche akute oder chronische Störungen der Orientierung im Raum werden als Schwindel bezeichnet. Wir alle kennen die Empfindung »Schwindel«. Als Kinder haben wir sie absichtlich herbeigeführt, indem wir uns eine Zeitlang um uns selbst drehten, dann stehenblieben und dem merkwürdigen Gefühl nachspürten. Schwindelig werden kann einem auch vom Karussellfahren, vom Walzertanzen oder vielleicht nach übermäßigem Alkoholgenuß. Tritt Schwindel ohne solche Auslöser auf, ist er ein Krankheitssymptom.

Wie Ohrgeräusche ist auch Schwindel ein häufiges Begleitsymptom von Hirnleistungsstörungen. In der erwähnten Studie mit 13 565 hirnleistungsgestörten Patienten klagten 83% auch über Schwindel!

Schwindel tritt jedoch auch bei jungen Menschen oder Menschen mittleren Alters auf. Er kann dann sehr unterschiedliche Ursachen haben.

In einigen Fällen ist Schwindel Vorbote eines Schlaganfalls. Schwindel führt nicht selten zu Stürzen, bei denen sich gerade ältere Menschen Knochenbrüche oder andere Verletzungen zuziehen können. Schwindelanfälle können im Straßenverkehr schlimme Folgen haben. Daher: Schwindel muß behandelt werden. Bei neu auftretendem Schwindel muß die Schwindelursache vom Arzt geklärt werden.

Wie kann sich Schwindel äußern?

Drehschwindel kommt besonders häufig vor: Gefühl, als würde sich die Umgebung oder man selbst in einer Richtung im Kreis drehen. Das Schwindelgefühl läßt meist nach, wenn man die Augen schließt. Drehschwindel kann auch lageabhängig auftreten: Häufig ist der *einfache Lagerungsschwindel*, der nach einer Lageveränderung des Kopfes oder Körpers einsetzt und einige Sekunden anhält. Der *zentrale Lageschwindel* stellt sich bei bestimmten Kopfpositionen ein.

Schwankschwindel: Gefühl, als würde der Boden unter den Füßen schwanken.

Liftschwindel: Gefühl, als führe man in einem Aufzug.

Diese drei Schwindelformen mit charakteristischen Zeichen bezeichnet man als *systematischen Schwindel.* Er wird im akuten Fall meist auch von typischen Symptomen wie Schwitzen, Augenzuckungen, Übelkeit begleitet. Auch Ohrensausen und Sehstörungen können Begleitsymptome sein.

Es gibt auch *unsystematischen Schwindel*, der sich mit uncharakteristischen Zeichen wie

Unsicherheit beim Gehen,
Schwarzwerden vor den Augen,
Gefühl von Leere oder Benommenheit im Kopf
bemerkbar machen kann.

Bei Schwindel ist der Gleichgewichtssinn gestört

Bei Schwindel ist immer der Gleichgewichtssinn betroffen. Dieser befähigt uns, unseren Körper aufrechtzuhalten, uns im Raum zu orientieren und in unserer Umgebung zurechtzufinden, und verhindert, daß wir ständig stürzen, uns stoßen oder irgendwo hinunterfallen. Beim Gleichgewichtssinn sind mehrere Sinnesorgane beteiligt:

Die eigentlichen *Gleichgewichtssinnesorgane* im Innenohr: die *Drehsinnesorgane* in den Bogengängen und die *Schwerkraftsinnesorgane* in den Vorhofsäckchen. Die Sinneszellen dieser Sinnesorgane sprechen auf Geschwindigkeitsänderungen an. Die Informationen werden über den 8. Hirnnerv, der auch die Informationen vom Hörsinnesorgan leitet, dem Gleichgewichtszentrum im Hirnstamm zugeleitet. Von dort erfolgt die Weiterleitung an andere Hirnregionen (an das für Bewegungsabläufe zuständige Kleinhirn und die Bewußtsein schaffende Großhirnrinde) und an Muskeln.

Das *Auge*: Es gibt uns Informationen beispielsweise über die Gegenstände im Raum und darüber, wie weit diese voneinander und von unserem Körper entfernt sind.

Sinnesorgane in Muskeln, Sehnen und Gelenken: Sie melden unserem Gehirn, welche Muskeln oder Sehnen angespannt oder entspannt sind und welche Gelenke gebeugt oder gestreckt sind. Dadurch weiß das Gehirn beispielsweise über die Stellung des linken Beins Bescheid.

Das *Hörsinnesorgan in der Schnecke des Innenohrs*: Es läßt uns Geräusche wahrnehmen und die Entfernung der Geräuschquelle abschätzen.

Wodurch kann Schwindel hervorgerufen sein?

Hirnleistungsstörungen, etwa durch arteriosklerotische Verengung der Halsschlagadern. Diese Art Schwindel zeigt sich eher durch Gefühle von Benommenheit und Leere im Kopf.

Durchblutungsstörungen des Gleichgewichtszentrums im Stammhirn kann zu kurzen Drehschwindelattacken führen. Da sich so auch ein Schlaganfall ankündigen kann, ist eine rasche ärztliche Klärung erforderlich.

Ausfall eines Gleichgewichtssinnesorgans (entweder des rechten oder des linken). Der Ausfall kann verschiedene Ursachen haben: etwa Entzündungen oder arteriosklerotische Gefäßverengungen. Es kommt zu Drehschwindel, der einige Tage oder Wochen anhält und dann, falls keine bleibende Schädigung eingetreten ist, durch Ausgleichsmaßnahmen des Gehirns zurückgeht oder verschwindet.

Funktionsverlust von Sinnesorganen (multisensorischer Schwindel). Im Alter lassen nicht nur die Gleichgewichtsorgane, sondern auch andere der am Gleichgewichtssinn beteiligten Sinnesorgane, wie Augen oder Hörorgan, nach. Dieser Schwindel kann sich als Schwankschwindel oder als Unsicherheit beim Gehen zeigen.

Menière-Krankheit. Sie beruht auf einer Stauung der Flüssigkeit in den Bogengängen und zeigt sich durch Drehschwindelattacken von einigen Stunden, Hörstörungen und Ohrgeräusche. Die Ursache ist unbekannt.

Migräne. Der Schwindel tritt als Drehschwindel, Lageschwindel oder als unsystematischer Schwindel mit Benommenheit auf. Seine Ursache ist nicht genau bekannt.

Seelische Störungen, etwa Angsterkrankungen oder Depressionen. Der Schwindel zeigt sich durch Benommenheit und Leere im Kopf.

Herz- und Kreislauferkrankungen, beispielsweise Herzrhythmusstörungen, zu hoher und zu niedriger Blutdruck. Der Schwindel tritt häufig als Benommenheit, Schwärze vor den Augen, Ohnmacht auf.

Weitere mögliche Ursachen sind Infektionen, Tumoren, Verletzungen, Medikamente, Sehprobleme.

Jeder neu auftretende Schwindel sollte zum Arzt führen. Dieser bemüht sich mit Hilfe verschiedener Untersuchungen, die Ursache herauszufinden und entsprechend zu behandeln. Bei akutem Schwindel sind oftmals zunächst wenige Tage Bettruhe und Einnahme von Arzneimitteln, die die Übelkeit bekämpfen und das Gleichgewichtszentrum im Hirnstamm dämpfen, angezeigt. Diese Medikamente hindern aber das Gehirn, gestörte oder ausgefallene Funktionen zu ersetzen. Daher besteht eine wirkungsvolle Therapie in vielen Fällen nach der Dämpfung der akuten Beschwerden in

- einem Training des Gleichgewichtssinns durch bestimmte Übungen,
- einer Arzneimittelbehandlung, die die Durchblutung im Innenohr, im Hör- und Gleichgewichtsnerv und im Gehirn fördert.

Training des Gleichgewichtssinns

Der Gleichgewichtssinn muß ständig geübt werden, damit er gut funktioniert. Normalerweise trainieren wir ihn unbewußt, wenn wir unsere Alltagstätigkeiten ausüben. Wenn Sie unter Schwindel leiden, können Ihnen gezielte Übungen helfen, daß Sie Ihr Gleichgewicht wiederfinden. Schon das Gehen um Hindernisse herum oder Tischtennisspielen trainieren den Gleichgewichtssinn. Allerdings helfen Gleichgewichtsübungen nicht bei allen Schwindelursachen; sinnvoll sind sie insbesondere bei Ausfall eines Gleichgewichtsorgans, bei multisensorischem Schwindel und bei seelisch verursachtem Schwindel. Es gibt Broschüren und Bücher mit Übungen (siehe Anhang).

Bei Lagerungsschwindel hilft beispielsweise die folgende Übung:

> ***Lagetraining bei Schwindel***
>
> Setzen Sie sich aufrecht auf eine Bettkante. So schnell wie möglich legen Sie sich dann auf eine Seite. Der Kopf soll dabei nicht auf, sondern hinter dem Ohr auf der Unterlage aufliegen. Zählen Sie in dieser Liegehaltung bis 30 und richten Sie sich dann rasch wieder in die Sitzhaltung auf. Zählen Sie bis 30 und legen Sie sich dann auf die andere Seite. Nach 30 Sekunden setzen Sie sich wieder auf. Wiederholen Sie diese Übung fünfmal und üben Sie zwei- bis dreimal am Tag. Zunächst wird sich der Schwindel durch die Übungen verstärken, nach einigen Tagen aber nachlassen.

Es ist ratsam, sich beim Gleichgewichtstraining zunächst von einer erfahrenen Krankengymnastin oder einem Krankengymnasten anleiten zu lassen. So vermeiden Sie Fehler und können sicher sein, daß die Übungen auch Ihrem jeweiligen Zustand angepaßt sind.

Ginkgoextrakt gegen Schwindel

Bei Schwindel als Begleitsymptom einer Hirnleistungsstörung
Studienbeispiel: In der genannten Studie mit 8505 hirnleistungsgestörten Patienten zeigte sich nach 6monatiger Einnahme von Ginkgoextrakt eine deutliche Besserung auch beim Symptom Schwindel.

Wenn Sie Ginkgoextrakt gegen Ihre Schwindelgefühle einnehmen möchten:

- Lassen Sie zunächst von einem Arzt klären, ob Ihre Schwindelgefühle auch wirklich die Begleiterscheinung einer Hirnleistungsstörung aufgrund arterieller Durchblutungsstörungen sind und nicht andere Ursachen haben.
- Dosierung: 120–240 mg Ginkgoextrakt über den Tag verteilt. Beachten Sie die Empfehlungen des Beipackzettels.

- Die Einnahmedauer sollte mindestens 8 Wochen betragen.
- Falls sich Ihre Beschwerden nach einigen Wochen nicht deutlich bessern, suchen Sie einen Arzt auf.

Bei Schwindel anderer Ursache
Studienbeispiel: In einer Doppelblindstudie mit 70 Patienten, die unter Schwindel unterschiedlicher Ursache litten, erhielt ein Teil der Patienten drei Monate lang ein Placebo, der andere Teil ein Ginkgopräparat: Bei den Teilnehmern der Ginkgogruppe hatten sich Intensität, Dauer und Häufigkeit der Schwindelanfälle im Vergleich zur Placebogruppe deutlich reduziert. Verschwunden war der Schwindel bei 47 % der Patienten der Ginkgogruppe (bei 18 % in der Placebogruppe).

- **Wichtig:** Lassen Sie vom Arzt die Schwindelursache abklären. Keine Selbstbehandlung bei Schwindel unklarer Ursache! Falls Ihnen Ihr Arzt Ginkgoextrakt gegen Ihre Schwindelgefühle verschreibt:
- Dosierung: Wenn vom Arzt nicht anders verordnet, 120–160 mg Ginkgoextrakt über den Tag verteilt
- Dauer der Anwendung: Wenn vom Arzt nicht anders angegeben, nicht länger als 6 bis 8 Wochen, da eine längere Anwendung keine weitere Verbesserung bringt.

Gehschmerzen bei peripherer arterieller Verschlußkrankheit (pAVK)

Wie machen sich die Gehschmerzen bemerkbar?

Die Schmerzen in den Beinmuskeln treten zunächst nur bei raschem Gehen auf. Wenn die Krankheit fortschreitet, tun die Beine jeweils schon nach einer bestimmten Gehstrecke weh. Die Schmerzen zwingen den Betroffenen stehenzubleiben, bis nach einigen Minuten der Schmerz verschwunden ist. Es kann wieder eine Gehstrecke bestimmter Länge zurückgelegt werden, erneut setzt der Schmerz ein, nach einer Pause geht es weiter. Mancher Patient will sein Leiden nach außen nicht sichtbar werden lassen. Wenn der Schmerz auftritt, bleibt er, scheinbar zufällig, vor einem Schaufenster stehen, so, als sei er in die Betrachtung der Auslage versunken. Nach einiger Zeit geht er weiter, bis ihn der erneut peinigende Schmerz wieder zum interessierten Betrachter eines anderen Schaufensters werden läßt. Das Beschwerdebild heißt volkstümlich deshalb auch »Schaufensterkrankheit«. Ein fachlicher Ausdruck dafür ist *Claudicatio intermittens* oder *Intermittierendes Hinken*: Betroffene hinken nicht ständig, sondern nur, wenn der Schmerz da ist.

Neben den Schmerzen können auch Mißempfindungen in den Beinen – Kälte, Kribbeln – auf die Krankheit hinweisen.

Woher kommen diese Beschwerden?

In den allermeisten Fällen sind die Arterien durch Arteriosklerose verengt, so daß die Beinmuskeln weniger durchblutet werden. Bei Bewegung reicht dann die Durchblutung nicht aus, und es kommt zu Nährstoff- und Sauerstoffmangel und als Folge zu Schmerzen. Wenn der Schmerz beim Gehen auftritt, ist die Verengung schon weit fortgeschritten. Lange Zeit merkt nämlich der Betroffene noch gar nichts.

In der medizinischen Fachsprache heißt das Krankheitsbild *Periphere arterielle Verschlußkrankheit (pAVK).* Diese kann sich, je nachdem welche Gefäße befallen sind, an unterschiedlichen Stellen der Körperperipherie, also Armen und Beinen, zeigen:

Schulter-Arm-Typ: Bei diesem eher seltenen Typ – auf den deshalb auch nicht näher eingegangen wird – sind vor allem Schlüsselbeinarterie, Achselarterie und Oberarmarterie befallen. Beschwerden sind Schweregefühl und rasche Ermüdbarkeit der Arme.

Beckentyp: Befallen sind vor allem der Bauchteil der Körperhauptschlagader, der Aorta, und/oder die Beckenschlagadern. Es kann zu Schmerzen in der Hüft-, Becken- und Oberschenkelmuskulatur kommen. Da auch die Geschlechtsorgane von der Minderdurchblutung betroffen sind, können beim Mann Potenzstörungen auftreten.

Oberschenkeltyp: Bei diesem besonders häufigen Typ finden sich die Verengungen vor allem in der Oberschenkelschlagader und in der Kniekehlenarterie. Die Folge sind Beschwerden in der Unterschenkelmuskulatur.

Unterschenkeltyp: Betroffen sind vor allem die Schienbeinarterien sowie die Fuß- oder Zehenarterien. Es kann zu Kältegefühl und Schmerzen im Fuß, zu Fuß- und Nagelpilzbefall und Blaufärbung der Haut kommen.

Bei ein und demselben Patienten können selbstverständlich auch mehrere Typen auftreten.

Die Ursachen sind in den in Kapitel 7 angeführten Risikofaktoren, insbesondere Diabetes und Rauchen, zu suchen. Rauchen spielt eine so entscheidende Rolle bei der Verursachung der pAVK, daß die Krankheit, die sich in unterschiedlichem Ausmaß an den Beinen zeigt, auch »Raucherbein« heißt.

Periphere arterielle Verschlußkrankheit – ein Krankheitsprozeß

Die Krankheit kommt nicht über Nacht, sondern entwickelt sich schleichend. Wenn die Gehschmerzen auftreten, sind die betroffenen Gefäße schon stark verengt. Der langsame Verlauf und die Schmerzwarnung bieten aber die Chance, aktiv zu werden, einzugreifen und zu verhindern, daß der Krankheitsprozeß weiter fortschreitet. Der Krankheitsverlauf ist vom Erscheinungsbild her so typisch, daß man ihn in *vier Stadien* eingeteilt hat:

Stadium I: Es bestehen keine Beschwerden oder höchstens uncharakteristische Mißempfindungen. In diesem Stadium wird das Geschehen meist nur durch »Zufall« bei einer ärztlichen Untersuchung entdeckt. (Der Arzt stellt Pulsausfall im betroffenen Bereich fest.)

Stadium II: Beim Gehen treten, wie oben beschrieben, die Schmerzen auf – Claudicatio intermittens, intermittierendes Hinken, Schaufensterkrankheit. Die meisten Patienten gehen in diesem Stadium zum Arzt, der aufgrund verschiedener Untersuchungen die Diagnose stellt. Unbehandelt führt das Leiden dazu, daß die Strecke, die schmerzfrei zurückgelegt werden kann, immer kürzer wird.

Stadium III: Die Schmerzen treten auch in Ruhe auf, vor allem beim Liegen.

Stadium IV: Es kommt zu Hautgeschwüren, Wunden, nicht heilenden Stellen (»offenes Bein«).

Schätzungsweise leiden insgesamt etwa 10 % der Bevölkerung in der Bundesrepublik Deutschland an pAVK. Männer sind 4–5mal häufiger betroffen als Frauen, die vor der Menopause durch weibliche Geschlechtshormone weitgehend geschützt sind. Problematisch ist, daß immer mehr Frauen rauchen. Rauchen und gleichzeitige hormonelle Empfängnisverhütung (»Antibabypille«) machen diesen Schutz nicht nur unwirksam, sondern stellen ein hohes Risiko dar.

Sehr viele Patienten mit peripherer arterieller Verschlußkrankheit haben gleichzeitig arteriosklerotische Veränderungen in den Hirngefäßen (Hirnleistungsstörungen, Risiko eines Schlaganfalls) und in den Herzkranzgefäßen (Risiko eines Herzinfarkts).

Was kann man gegen Gehschmerzen tun?

Zunächst muß vom Arzt festgestellt werden, ob eine periphere arterielle Durchblutungsstörung vorliegt. Kribbeln, Mißempfindungen, Schwere und Kältegefühl in den Extremitäten können auch durch andere Krankheiten verursacht sein (beispielsweise Entzündungen, Venenerkrankungen, Erschöpfung, Depression).

In dem Stadium, in dem die Schmerzen nur beim Gehen auftreten, kann der Patient die Selbstheilungskräfte noch tatkräftig unterstützen. Der Körper legt Umleitungen (Kollaterale) um das Hindernis herum an: Kleinere Seitenäste des betroffenen Gefäßes erweitern sich, es bildet sich ein Umleitungs- oder Kollateralkreislauf. Sie helfen Ihrem Körper bei der Anlage dieser Kollaterale, indem Sie

- das Rauchen aufgeben,
- einen gegebenenfalls vorhandenen Diabetes vom Arzt einstellen und überwachen lassen,
- Blutdruck und Fettstoffwechsel kontrollieren lassen,
- auf richtige Ernährung achten und damit auch gegebenenfalls Übergewicht abbauen,
- sich regelmäßig körperlich bewegen,
- vom Arzt verordnete Medikamente einnehmen,
- ein Gehtraining durchführen.

Gehtraining – Mittel der Wahl bei Gehschmerzen (Stadium II der pAVK)

Gehtraining ist im Stadium II der pAVK so wichtig, daß es auch in der behördlichen Monographie beim entsprechenden Anwendungsgebiet von Ginkgoextrakt genannt ist: »Verbesserung der schmerzfreien Gehstrecke bei peripherer arterieller Verschlußkrankheit bei Stadium II nach FONTAINE (Claudicatio intermittens) im Rahmen physikalisch-therapeutischer Maßnahmen, insbesondere Gehtraining.«

Fragen Sie Ihren Arzt, ob er in Ihrem Fall ein Gehtraining für geeignet hält. Wenn er es befürwortet, sollten Sie es konsequent durchführen, denn es fördert die Bildung neuer Kollateralen und sorgt dafür, daß diese mit Blut versorgt werden und sich allmählich erweitern. Fragen Sie vor Aufnahme eines Gehtrainings auf jeden Fall Ihren Arzt, ob er in Ihrem Fall ein Gehtraining für unbedenklich hält. Bewährt hat sich folgendes Vorgehen:

- Zunächst muß die »schmerzfreie Gehstrecke« ermittelt werden, also die Entfernung, die Sie bis zum Auftreten erster Schmerzen zurücklegen können. In manchen Arztpraxen gibt es für diesen Test ein Laufband. Sie sollen so gehen, daß Sie pro Minute etwa 100 Schritte machen, wobei Sie Ihre Schrittlänge individuell bestimmen können.
- Tragen Sie beim Test und beim Training festsitzende und bequeme Schuhe.
- Die Wegstrecke bis zum Auftreten des Schmerzes wird notiert. Mit Hilfe dieses Werts kann die für Sie zunächst günstige Trainingsstrecke ermittelt werden. Wenn Sie einige Zeit trainiert haben, können Sie die nun erreichte »schmerzfreie Gehstrecke« mit dem Anfangswert vergleichen.
- Ihre Trainingsstrecke sollte zwei Drittel der Teststrecke betragen. Sie sollen bei Ihrem Training also nie so lange gehen, daß Sie Schmerzen bekommen, denn das würde mehr schaden als nützen. Beträgt beispielsweise Ihre »schmerzfreie Gehstrecke« 300 m, so liegt Ihre Trainingsstrecke bei zwei Drittel, das heißt 200 m.
- Nachdem Sie die Trainingsstrecke zurückgelegt haben, bleiben Sie für mindestens 2 Minuten stehen, dann gehen Sie wieder Ihre Trainingsstrecke.

- Dieses Gehen der Trainingsstrecke und das anschließende Stehenbleiben (Intervalltraining) führen Sie 10–20 Minuten lang durch.
- Sie sollten mindestens 2mal täglich trainieren.
- Nach einiger Zeit regelmäßigen Trainings wird sich die Strecke, die Sie ohne Schmerzen zurücklegen können, vergrößern. Nach Rücksprache mit Ihrem Arzt können Sie dann Ihre Trainingsstrecke nach und nach entsprechend verlängern.
- Gehtraining kann auch bei Krankengymnasten oder in einer Gefäßsportgruppe durchgeführt werden.

Im Stadium III oder IV der peripheren arteriellen Verschlußkrankheit ist Gehtraining nicht mehr geeignet, es könnte sogar schaden. In diesen fortgeschrittenen Stadien müssen die Verengungen eventuell chirurgisch angegangen werden. Lassen Sie es möglichst nicht so weit kommen.

Ginkgoextrakt gegen Gehschmerzen

Dem Arzt stehen verschiedene gefäßerweiternde und durchblutungsfördernde Medikamente zur Verfügung. Ginkgoextrakt hat sich in der ärztlichen Praxis und in mehreren Doppelblindstudien als wirksam beim Stadium II der pAVK erwiesen: Mit Hilfe von Ginkgoextrakt läßt sich die »schmerzfreie Gehstrecke« verlängern, ganz besonders, wenn dazu noch Gehtraining betrieben wird.

Bedeutsam für die positive Wirkung dürfte insbesondere sein, daß Ginkgo das Blut besser fließen läßt, indem er die roten Blutkörperchen beweglicher macht und ihre Verklumpung verhindert, die Gerinnungsneigung des Blutes insgesamt vermindert und die Zusammenballung der Blutplättchen hemmt.

Falls Ihnen Ihr Arzt kein anderes Medikament gegen Ihre Gehschmerzen verordnet und Sie Ginkgoextrakt einnehmen möchten:

- Dosierung: 120–160 Milligramm Ginkgoextrakt über den Tag verteilt. Einzunehmen wie vom Arzt verordnet (oder im Beipackzettel angegeben).
- Dauer der Anwendung: mindestens 6 Wochen.
- Falls sich nach einiger Zeit Ihre Beschwerden nicht deutlich bessern, suchen Sie Ihren Arzt auf.

Kann Ginkgo noch mehr?

Erst seit relativ kurzer Zeit nimmt Ginkgo einen sehr wichtigen Platz in der modernen Phytotherapie ein. Er gehört zu den Pflanzen, die besonders intensiv und mit großem Aufwand in ihren Inhaltsstoffen und in ihrer Wirkungsweise untersucht wurden. Die Vielfalt der Wirkungsmechanismen von Ginkgoextrakt weist auf die Möglichkeit weiterer Anwendungsgebiete hin. Zu den offiziell zugelassenen Anwendungsgebieten – Hirnleistungsstörungen mit ihren verschiedenen Symptomen, arteriellen Durchblutungsstörungen, Schwindel und Ohrgeräusche – könnten durch weitere Forschungen noch andere kommen. Schon erwähnt wurde der Einsatz bei Migräne, für den es noch keine offizielle Zulassung gibt. Studien liegen auch bereits für die Wirksamkeit bei Sehstörungen aufgrund von Durchblutungsstörungen der Netzhaut und bei Polyneuropathien (Nervenschmerzen) vor. Ein weiterer Forschungsansatz könnte sich auf den Einsatz isolierter Ginkgowirkstoffe, etwa der Ginkgolide oder des Bilobalids, beziehen.

Die Möglichkeit, daß in Ginkgo noch mehr steckt, wurde in einem Artikel im Wissenschaftsteil der Süddeutschen Zeitung vom 21. 11. 96 (Marcella Ullmann: ›Natur gegen Krebs‹) kurz angedeutet. Es geht um eine eher zufällige Beobachtung einiger Krebsforscher. Diese beschäftigte unter anderem das Problem, daß Krebszellen im Verlauf einer Chemotherapie unempfindlich (resistent) gegen die verabreichten Zytostatika (zellteilungshemmende Mittel) werden. Die Forscher hatten Krebspatienten zusätzlich zu den Zytostatika Ginkgoextrakt verabreicht, um die Durchblutung zu verbessern. Bei einigen der so behandelten Patienten zeigte sich, daß die Krebszellen nicht, wie erwartet, resistent gegen die verabreichten Zytostatika wurden. Ob dieser Effekt Zufall ist oder ob Ginkgoextrakt tatsächlich die Resistenz der Krebszellen gegen Zytostatika vermindern oder verhindern kann, könnte nur mit weiteren Forschungen geklärt werden.

Über den Nutzen hinaus

Wir sollten aber nicht nur den praktischen Nutzen von Ginkgo sehen, sondern uns in der Betrachtung der Pflanze etwas von dem bewahren, was die verehrenden und bittenden Menschen dem Baum entgegenbrachten:

Ehrfurcht, weil die Ginkgobäume schon seit Urzeiten auf der Erde sind und Zeugen waren, wie andere Pflanzen und Tiere gekommen und gegangen sind.

Hoffnung, weil Ginkgo als Individuum so viele Bedrohungen aus der Natur überstehen, erdulden und überdauern kann – Blitzschlag, Feuer, Stürme, Überschwemmungen.

Besinnung, weil Ginkgo sogar »menschengemachten« Gefahren trotzen kann – Giften in der Luft, Kriegen, atomarem Tod – und uns mahnt, das Lebendige in allen Erscheinungsformen zu achten.

Bescheidenheit, weil die Zeit des Menschen auf der Erde im Vergleich zur Zeit der Ginkgobäume nur wie das Fallen eines Ginkgoblatts an einem Herbstnachmittag ist.

Anhang

Verwendete Literatur

Bauer, Rudolf und Sibylle Zschocke: Medizinische Anwendung von *Ginkgo biloba L.* Geschichtliche Entwicklung. Zeitschrift für Phytotherapie, 17. Jg., H. 5, 1996, S. 275–283.

Boës, Annette: Pflanzenheilkunde – alte Probleme und neue Forschungsergebnisse. Natur und Medizin. Nr. 5, 1995.

Bundesgesundheitsamt, Kommission E (Phytotherapeutische Therapierichtung und Stoffgruppe): Monographie: Trockenextrakt (35–67 : 1) aus Ginkgo-biloba-Blättern, extrahiert mit Aceton-Wasser. – Monographie: Ginkgo folium (Ginkgo-biloba-Blätter). Bundesanzeiger S. 7361 vom 19. Juli 1994.

Caesar, Wolfgang: Die Heilkräfte des Ginkgo. In: Schmid/Schmoll, 1994, S. 23–31.

Caesar, Wolfgang: Engelbert Kaempfer, Entdecker des Ginkgobaums. In: Schmid/Schmoll, 1994, S. 43–47.

Daber, Rudolf: Zur Paläobotanik des Ginkgo. In Schmid/Schmoll, 1994, S. 11–13.

Dahl, Jürgen: Sammeln, was sich findet. Der sagenhafte Ginkgo-Baum – was hat er nur für Früchte? »Die Zeit« vom 25. 10. 96, S. 84.

Dietrich, Helga: Ginkgo biloba – ein Überlebensstratege im Pflanzenreich. In: Schmid/Schmoll, 1994, S. 15–22.

DuMont's große Kräuterenzyklopädie. Autorin: Deni Brown. Hrsg. von The Royal Horticultural Society. Köln: DuMont 1996.

Eilert, Heide: »Daß ich eins und doppelt bin« – Über Goethes Gedicht »Gingo biloba«. In: Schmid/Schmoll, 1994, S. 55–64.

Ginkgo. Patienten–Broschüre. Hrsg. vom Patienten–Service der Fa. Dr. Willmar Schwabe, Postfach 410925, 76209 Karlsruhe.

Hänsel, R. und G. Trunzler: Wissenswertes über Phytopharmaka. Karlsruhe: Braun 1989.

Hänsel, R., K. Keller, H. Rimpler, G. Schneider (Hrsg.): Drogen E – O. Berlin, Heidelberg, New York: Springer 1993 (= Hagers Handbuch der Pharmazeutischen Praxis. Bd. 5, 5. Aufl.)

Härtling, Peter: An den Ginkgo vor der Tür. In: Moderne deutsche Naturlyrik. Hg. von Edgar Marsch. Stuttgart: Philipp Reclam jun. 1980.

Hultzsch, Erasmus: Goethe und die Ginkgobäume seiner Zeit. In: Schmid/Schmoll, 1994, S. 49–54.
Jaggy, H.: Die Inhaltsstoffe des Ginkgo-biloba-Extraktes EGb 761. Hämostaseologie 1993, S.7–10.
Kato, Atsuko: Ginkgobäume in Japan. In: Schmid/Schmoll, 1994, S. 33–41.
Kenji, Miyazawa: Die Früchte des Ginkgo. Märchenhafte Erzählungen aus Nord-Japan. Pfullingen: Neske 1980.
Köhlein, Fritz: Pflanzen vermehren. 4., erw. u. völlig neugestaltete Auflage. Stuttgart: Ulmer 1979.
Lempert, Thomas: Schwindel – was steckt dahinter? Informationen und Ratschläge. München: Piper, Weinheim: Chapman & Hall 1994.
Melzheimer, Volker: *Ginkgo biloba L.*, aus Sicht der systematischen und angewandten Botanik. Pharmazie in unserer Zeit, 21. Jg., 1992, Nr. 5, S. 206–214.
Müller, Irmgard: Zur Einführung des Ginkgo biloba in die europäische Botanik und Pharmazie. Pharmazie in unserer Zeit, 21. Jg., 1992, Nr. 5, S. 201–205.
Pahlow, Mannfried: Das große Buch der Heilpflanzen: Gesund durch die Heilkräfte der Natur. Überarbeitete Neuausgabe. München: Gräfe und Unzer 1993.
Paulus, Ernst und Ding Yu-he: Handbuch der traditionellen chinesischen Heilpflanzen. Heidelberg: Haug 1987.
ROTE LISTE 1997. Arzneimittelverzeichnis des Bundesverbandes der Pharmazeutischen Industrie e. V. (BPI), des Verbandes Forschender Arzneimittelhersteller e. V. (VFA), des Bundesfachverbandes der Arzneimittel-Hersteller e. V. (BAH) und des Verbandes aktiver Pharmaunternehmen e. V. (VAP). Hrsg. von ROTE LISTE Service GmbH (Karlstr. 21, 60329 Frankfurt). Aulendorf/Württ.: Editio Cantor 1997.
Schmid, Maria: Faszination »Ginkgo«. In: Schmid/Schmoll, 1994, S. 7–9.
Schmid, Maria und Helga Schmoll gen. Eisenwerth: Ginkgo. Ur–Baum und Arzneipflanze – Mythos, Dichtung und Kunst. Stuttgart: Wissenschaftliche Verlagsgesellschaft mbH 1994.
Schmoll gen. Eisenwerth, Helga: Zum Ginkgo-Motiv bei Atsuko Kato: West-östliche Synthesen. In: Schmid/Schmoll, 1994, S. 89–96.
Schmoll gen. Eisenwerth, Helga: Ginkgo biloba im Kunsthandwerk Ostasiens und Europas. In: Schmid/Schmoll, 1994, S. 97–122.
Schmoll gen. Eisenwerth, J. A.: Ginkgo biloba in Dichtung und bildender Kunst der Moderne. In: Schmid/Schmoll, 1994, S. 123–135.

Swoboda, F. und P. König: Ginkgo biloba – Homöopathische Arzneimittelprüfungen. In: Documenta Homoeopathica. Bd. 13. Wien, München, Bern: Maudrich 1993.
Wagner, Hildebert und Markus Wiesenauer: Phytotherapie. Phytopharmaka und pflanzliche Homöopathika. Stuttgart, Jena, New York: G. Fischer 1995
Literatur zu den angeführten und weiteren pharmakologischen und klinischen Untersuchungen bei der Autorin.

Bücher und Broschüren zum Weiterlesen

Busch, Werner M.: Bonsai. München: BLV-Verlagsgesellschaft 1995.
Faber, Stephanie: Geheimnisse der Heilkosmetik. Ganzheitlich schön mit ätherischen Ölen und Pflanzen. München: Heyne 1993.
Hallam, Richard: Leben mit Tinnitus. Wie Ohrgeräusche erträglicher werden. Hamburg: Rowohlt Taschenbuch 1996.
Kalb, Klaus und Frank Millner: Gedächtnis-Training. München: Gräfe und Unzer 1996.
Krogh, David: Rauchen. Sucht und Leidenschaft. Heidelberg: Spektrum Akademischer Verlag 1993.
Lempert, Thomas: Schwindel – was steckt dahinter? Informationen und Ratschläge. München: Piper, Weinheim: Chapman & Hall 1994. (mit Gleichgewichtsübungen)
Lermer, Stephan: Nichtrauchen beginnt im Kopf. München: Südwest-Verlag 1997.
Schwindel und Gleichgewichtsstörungen. Hrsg. vom Patienten-Service der Firma Dr. Willmar Schwabe, Postfach 410925, 76209 Karlsruhe. (mit Gleichgewichtsübungen)
Stahl, Horst u. Helmut Rüger: Bonsai leicht gemacht. Stuttgart: Franckh-Kosmos Verlag 1996.
Tönnies, Sven: Leben mit Ohrgeräuschen. Selbsthilfe bei Tinnitus. Heidelberg: Asanger 1996.
Was das Gehirn zum Funktionieren braucht. Hrsg. vom Patienten-Service der Firma Dr. Willmar Schwabe, Postfach 41 09 25, 76209 Karlsruhe. (enthält Gedächtnis- und Konzentrationsübungen)

Nützliche Adressen

Bonsai-Club Deutschland e.V. – Geschäftsstelle Dieter Paul, Dannhalmsweg 35, 26441 Jever, Tel. (04461) 71078, Fax (04461) 73920

Bundesverband Patienten für Homöopathie e. V., Lange Straße 47, 37181 Hardegsen (Ärzteliste für den Postleitzahlenbereich des Wohngebiets gegen mit DM 2.20 frankierten Rückumschlag. Man freut sich über eine zusätzliche Briefmarkenspende von DM 1.10)

Deutsche Arbeitsgemeinschaft Selbsthilfegruppen e.V. (DAG SHG), Friedrichstr. 28, 35392 Gießen

Deutsche Tinnitus-Liga, Postfach 349, 42353 Wuppertal

Gesellschaft für Gehirntraining e. V., Postfach 1420, 85555 Ebersberg (in den Jahresbeitrag von DM 60.– ist der Bezug von sechs Ausgaben der Zeitschrift »Geistig fit« eingeschlossen)

Ginkgo Gartengestaltung GmbH, Am Postdamm 75, 33378 Rheda-Wiedenbrück, Tel. 05242-56622 (Angeboten werden ca. 15 verschiedene Veredelungen mit unterschiedlichen Wuchs- und Blattformen. Es können junge Bäume und solche, die bereits 10 m hoch sind, erworben werden.)

Internationale Gesellschaft für chinesische Medizin e. V. (Societas medicinae sinensis), Franz-Joseph-Str. 38, 80801 München, Tel. 089-335674 (Ärzteliste gegen frankierten Rückumschlag)

Koalititon gegen das Rauchen c/o Deutsche Krebsgesellschaft, Paul-Ehrlich-Str. 41, 60596 Frankfurt am Main

Kosmetik-Versand Margot Keppler, Schloßstraße 21, 72160 Horb, Tel. (07483) 91056, Fax (07483) 91057. (Sie erhalten Zutaten und Rezepte für die Selbstherstellung von Ginkgo-Naturkosmetik).

Kräuter Schulte, Schloßstraße 7, 76593 Gernsbach, Tel. (07224) 3876, Fax (07224) 68434

Nichtraucher-Initiative Deutschland e. V., Carl-von-Linde-Str. 11, 85716 Unterschleißheim, Tel. (089) 3171212

Kosmetische Präparate

(ohne Anspruch auf Vollständigkeit)

Die Präparate sind, wenn nicht anders angegeben, in Drogerien und Kaufhäusern erhältlich.

Pflegecremes: *Köhnlechners COLLAFLUID mit Ginkgo-Extrakt* (Kyberg Pharma, Apotheke), *Heliotrop-Multiactiv-Serie* (Ernst Kunze, Reformhaus)

Cellulite-Gel: *Ginkgo Biloba Cellulite-Gel* (Apotheker Dr. Scheller)

Haarspülung: *Ginkgo* (L'Oreal)

Haarschaumfestiger (Drogerieversand Spinnrad GmbH, Am Luftschacht 3A, 45886 Gelsenkirchen)

Haarspray (Drogerieversand Spinnrad GmbH)

Rasierschaum (Drogerieversand Spinnrad GmbH)

Seife: *Reine Pflanzenöl-Seife Ginkgo* (Dr. Theiss, Apotheke)

Fertigteemischungen

(ohne Anspruch auf Vollständigkeit)

Sie erhalten diese in Reformhaus oder Apotheke

Ginkgo-Kräuterteemischung (Aurica)

Salus Ginkgo-Kräutertee-Mischung aromatisiert (Salus)

Lösungen der Gehirntrainingsaufgaben von S. 92

1. Die Amsel ist kein Säugetier.
   Der Löwenzahn ist kein Baum.
   Der Nil ist kein europäischer Fluß.
   Die Zahnbürste ist kein Handwerkszeug.

2. 18, 108
   90, 54
   45, 135
   126, 9, 27
   81

3. Sonnenblume
   Landwirtschaft
   Wetterbericht
   Bundesrepublik
   Gehirntraining
   Hasenfutter
   Jahreszeit

Was Frauen natürlich hilft

Margaret Minker
Naturheilkunde
Das Handbuch für Frauen
Verfahren, Beschwerden und Beratung
von A bis Z
dtv 36011

Dieses umfassende Handbuch bietet Information und Beratung zu allem, was Frauen krank macht: von Abwehrschwäche bis Zyklusstörungen. Margaret Minker weiß um die psychosomatischen Zusammenhänge weiblicher Erkrankungen und ist mit den wirksamsten Mitteln und den wichtigsten Verfahren der Naturheilkunde vertraut. Zu jedem Beschwerdekomplex macht sie mehr als 20 Vorschläge zur Selbsthilfe: Akupressur • Aromatherapie • Atemtherapie • Bach-Blüten • Bewegung • Biologische Krebsabwehr • Chronobiotherapie • Ernährung • Farb- und Lichttherapie • Heilfasten • Homöopathie • Massagen • Pflanzenheilkunde • Psychosomatische Hilfe • Rituale mit Heilwirkung • Tees und Tinkturen • Visualisierungsübungen • Wasseranwendungen • Wickel • Yoga und viele zusätzliche Verfahren.

»Sie finden in diesem Buch eine fundierte Darstellung der Grundsätze der Naturheilkunde und eine Vielzahl von Anregungen zur Selbsthilfe...Nicht allein die Weisheit der Kräuterfrauen findet in diesem Handbuch ihren Niederschlag, sondern auch und besonders die traditionelle Medizin aus Ost und West wird kritisch dargestellt...Dabei weicht die Autorin den Kontroversen über die einzelnen Behandlungsmethoden nicht aus, sondern zeigt jeweils Grenzen und Risiken detailliert auf.« *Psychologie Heute*

Entspannung für Körper und Geist

Handbuch Yoga
Grundlagen, Übungen und Techniken
Von Cai Pfannstiel
dtv 36018

Dieses Handbuch ist praktisches Übungsbuch und Nachschlagewerk zugleich. Es richtet sich sowohl an Anfänger als auch an Fortgeschrittene, die schon lange Yoga praktizieren. Der erste Teil führt in Praxis und Hintergrund des Yoga ein. Der Yoga-Lehrer Cai Pfannstiel gibt genaue Anleitungen zur Ausführung der einzelnen Posen und Techniken und beschreibt, welche Wirkung die Körperübungen haben. Der zweite Teil informiert in Stichwörtern über alles, was mit Philosophie und Praxis des Yoga zu tun hat. Zudem werden in diesem Teil weitere Posen für Fortgeschrittene vorgestellt. Insgesamt enthält das Handbuch 80 Grundübungen und ebenso viele Variationen.
Das Adressenverzeichnis im Anhang verzeichnet Yoga-Verbände und Yoga-Schulen, bzw. -Lehrer.

Handbuch autogenes Training
Grundlagen, Technik, Anwendung
Von Dr. med. Bernt Hoffmann
dtv 36004

Dieses systematisch angelegte Handbuch faßt das theoretische und praktische Wissen über das Autogene Training übersichtlich zusammen. Alle Übungen werden ausführlich in ihrer Technik und in ihren Anwendungsmöglichkeiten behandelt, wobei Schwierigkeiten und Probleme, die sich bei der Einübung einstellen, besondere Beachtung finden.

dtv-Atlas Akupunktur

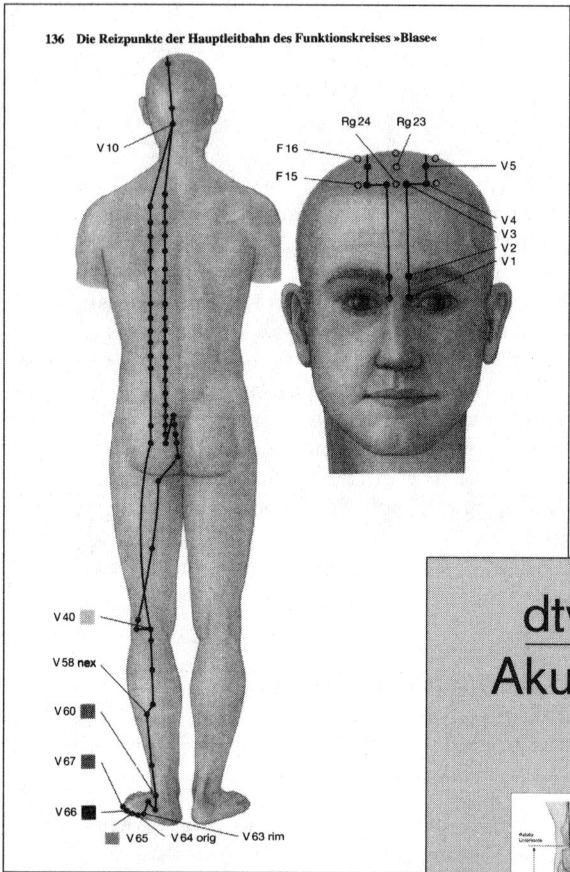

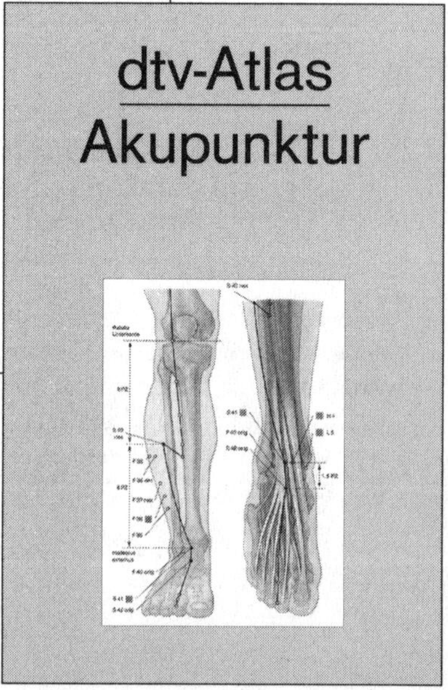

dtv-Atlas Akupunktur
von Carl-Hermann Hempen
Mit 135 farbigen Abbildungsseiten
von Ulrike Brugger
Originalausgabe
dtv 3232

Ginkgo – Sinnbild von Yin und Yang

Vor 300 Millionen Jahren g[illegible] die ersten Ginkgobäume auf der Erde. In Japan gilt die Pflanze noch heute als verehrungswürdiger Tempelbaum. Samen und Blätter lassen sich sowohl in der Küche als auch in der Schönheitspflege verwenden. Seine wichtigste Aufgabe erfüllt Ginkgo als Heilpflanze: in der Traditionellen Chinesischen Medizin, in der Homöopathie, in der asiatischen Volksmedizin und in der modernen Pflanzenheilkunde. Ginkgoextrakt ist bekannt für seine durchblutungsfördernde Wirkung, hilft jedoch auch bei einer Vielzahl anderer Beschwerden.

Originalausgabe

Deutscher Taschenbuch Verlag

ISBN 3-423-36069-0 DM 12.90
9 783423 360692 öS 94,--

Lucie Bargel
Muriel Darmon

Les habits du social

la vie des idées.fr

puf